为爱加分 图解
婴幼儿营养与科学喂养

肖春香 编著

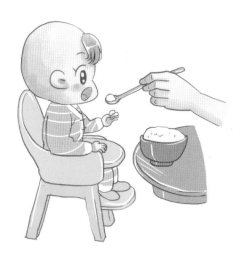

陕西新华出版传媒集团

陕西科学技术出版社
Shaanxi Science and Technology Press

图书在版编目（CIP）数据

为爱加分，图解婴幼儿营养与科学喂养 / 肖春香编著．
— 西安：陕西科学技术出版社，2017.7
ISBN 978-7-5369-6979-7

Ⅰ．①为… Ⅱ．①肖… Ⅲ．①婴幼儿－营养卫生－图
解②婴幼儿－哺育－图解 Ⅳ．① R153.2-64 ② R174-64

中国版本图书馆 CIP 数据核字（2017）第 081855 号

为爱加分，图解婴幼儿营养与科学喂养

出 版 者	陕西新华出版传媒集团　陕西科学技术出版社
	西安北大街 131 号　邮编 710003
	电话（029）87211894　传真（029）87218236
	http://www.snstp.com
发 行 者	陕西新华出版传媒集团　陕西科学技术出版社
	电话（029）87212206　（029）87260001
文案统筹	深圳市金版文化发展股份有限公司
摄影摄像	深圳市金版文化发展股份有限公司
印 　 刷	深圳市雅佳图印刷有限公司
规 　 格	723mm×1020mm　16 开本
印 　 张	12
字 　 数	200 千字
版 　 次	2017 年 7 月第 1 版
	2017 年 7 月第 2 次印刷
书 　 号	ISBN 978-7-5369-6979-7
定 　 价	36.80 元

前言

　　"哇……"伴随着一声响亮的啼哭，宝宝终于降生了，孕期所经历的一切在这一刻都汇成了喜悦和感动的泪水。当你还沉浸在宝宝降生的喜悦之中时，艰巨的喂养任务又来临了，宝宝的第一口奶是吃母乳，还是配方乳？新妈妈怎样吃，才能给宝宝充盈的乳汁？好不容易经过了几个月的平稳过渡，辅食添加又成了宝宝喂养问题中的另一件大事。到底什么时候开始给宝宝吃辅食？宝宝的第一口辅食吃什么？给宝宝添加辅食要注意什么？如何制作宝宝辅食？……从辅食添加到逐渐断奶，再到宝宝基本可以接受成人饮食，虽说只有不到一年的时间，而这期间的努力与艰辛，只有为人父母之后才会懂得。

　　然而，不管爸爸妈妈有多么努力和用心，宝宝还是可能会出现诸如厌奶、不接受辅食、体重增长不佳等问题，新手爸妈也不免会疑惑——到底是自己哪里做得不对呢？爱孩子，是父母的本能，如果在这份爱之前加上科学二字，父母会更轻松，宝宝也会更健康。

　　《为爱加分，图解婴幼儿营养与科学喂养》正是从科学喂养的角度出发，以图解的形式告知新手爸妈各月龄宝宝成长所需的关键营养和喂养事项，教你从"零"开始，做好宝宝的日常营养师。

　　看着孩子在自己的悉心呵护下一日日变得更加强壮，作为父母的你，在欣慰之余，肯定也会暗下决心——一定要坚持下去，用心为孩子做好每一顿饭。那就让我们陪您一起，从科学喂养开始，用爱、用心守护孩子健康成长吧！

目录 CONTENTS

1 **Chapter** 从"零"开始，
做好宝宝的日常营养师

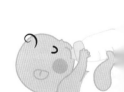

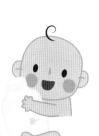

2
Chapter 分龄喂养，
重点是适合自家宝贝

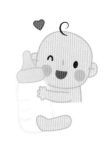

3
Chapter **妈妈亲手做，给宝宝准备爱心辅食**

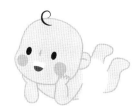

4
Chapter 补对营养素，
为宝宝的健康加分

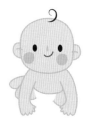

5 不适症调养，守护宝宝快乐成长

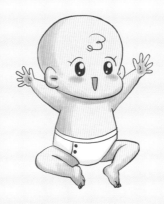

妈妈是我的日常营养师，有了妈妈的悉心呵护，我一定
会茁壮成长！

从"零"开始，做好宝宝的日常营养师

饮食营养是宝宝健康成长的先决条件，对于一个稚嫩的小生命，饮食的营养与健康全靠爸爸妈妈来提供。宝贝成长需要哪些营养元素？如何合理搭配主食与辅食？如何让宝贝吃得科学有营养？喂养过程的细节和误区又有哪些？只有解决这些问题，才能开启宝贝饮食营养健康世界的大门。

一、饮食营养，宝宝健康成长的基本要素

饮食营养是小宝贝健康成长的必要条件。对于0~3岁的婴幼儿来说，其食物和营养搭配，主要依靠父母的科学喂养来实现。想养好宝宝，首先必须了解其营养需求和相关营养来源。

1 婴幼儿的主食与辅食

婴幼儿的主食，指的是奶，包括母乳和配方乳。婴幼儿的辅食，指的是除了母乳、婴儿配方乳、幼儿配方乳以外的食物，包括米汤、米粉、汁、泥、糊等所有液体和固体类食物。

奶是婴儿的主要食物

母乳属于高密度、高热量食物，其脂肪含量高，而蛋白质和碳水化合物的含量则相对于成人较低。对于小月龄宝宝而言，以母乳或配方乳为主食，可以保证高密度能量的供应。特别是4个月以内的宝宝，母乳几乎可以提供所需的全部营养。4个月以上的宝宝，虽然已经开

0~4个月	5~6个月	7~8个月
哺乳期		断奶期
纯母乳喂养	母乳喂养为主，尝试添加辅食	母乳喂养为主，辅食添加为辅

始添加辅食了，但母乳或配方乳仍然需要继续供给。待宝宝长到1岁半左右，可以逐渐断离母乳，但如果宝宝想喝奶，还是可以继续供给幼儿配方乳。此期间，母乳或配方乳的量可以渐次减少，但不可断离，这样才能保证宝宝的营养充足。

辅食是奶之外的营养补充

当母乳或配方乳喂养不能满足宝宝营养和生长发育需求时，便要给宝宝开始添加辅食。其目的在于补充母乳喂养所造成的营养摄入不足，同时锻炼宝宝的咀嚼、吞咽及独立进食的能力，逐步过渡到幼儿饮食、大人饮食。辅食不可添加过早，也不可太晚，应根据宝宝的摄奶量和生长发育状况逐次、逐量、逐步添加，并合理搭配。

主食与辅食应合理搭配

为了达到更好的喂养效果，家长需要经常观察孩子吃奶和辅食的情况，并及时调整辅食的结构和喂养量，以便合理地搭配"奶"和辅食，让孩子健康快乐地成长。另外，随着孩子逐渐长大，1岁半以后，其饮食就可以逐渐向成人的饮食过渡，固定一日三餐正常进食的饮食习惯，"辅食"这个概念便也不存在了。

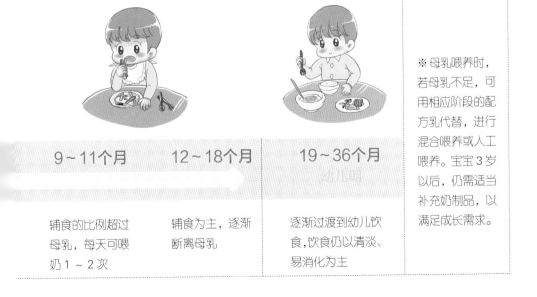

9~11个月	12~18个月	19~36个月
辅食的比例超过母乳，每天可喂奶1~2次	辅食为主，逐渐断离母乳	逐渐过渡到幼儿饮食，饮食仍以清淡、易消化为主

※ 母乳喂养时，若母乳不足，可用相应阶段的配方乳代替，进行混合喂养或人工喂养。宝宝3岁以后，仍需适当补充奶制品，以满足成长需求。

2 **婴幼儿期所需的主要营养素**

　　无论是几个月大的小宝贝，还是一两岁大的大宝贝，所需营养素不外乎七大类，即碳水化合物、脂肪、蛋白质、维生素、矿物质、膳食纤维、水。尤其是对蛋白质、碳水化合物、维生素以及矿物质的摄取不可不足，但也不可摄入过多。

添加辅食后应特别关注营养问题

　　通常，纯母乳喂养时的宝宝，可以从母乳中获得近乎完美的营养，除非医生特别交代，否则无需额外补充营养素；9个月以内的宝宝，母乳或配方乳依然是其营养的主要来源；当宝宝超过9个月大时，辅食喂养的比例逐渐增大，辅食营养均衡的重要性便凸现出来了。这时，妈妈们必须通过为宝宝精心准备辅食，以使宝宝获得充足的营养，保持良好的生长状态。

均衡摄取营养素

　　具体而言，如何才能为小宝贝准备一顿营养均衡的辅食呢？一般来说，主食搭配富含蛋白质的食物和蔬菜，就基本可以了。虽然理想状态是每天都能保持这样均衡的营养，但事实上对尚不能自主进食的小宝贝来说，也是有一定困难的。所以，我们建议妈妈们可以以2~3天或1天为一个单位，保持一段时间的营养均衡即可。比如，若今天辅食中蛋白质略少，可以在第二天的辅食中多准备一点鱼类或豆制品，以保证蛋白质的均衡。

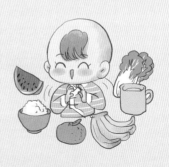

关注易缺乏营养素的补充

　　妈妈们还应重点留意宝宝易缺乏营养素的补充，如铁、钙、锌、维生素A、维生素D等。比如，宝宝出生6个月后，往往会出现铁元素摄入不足的情况，这时妈妈们可在辅食中多添加猪血、鸡肝、黑木耳、菠菜、牛肉、蛋黄等含铁丰富的食物，以为宝宝补铁。

下面我们就来具体了解一下，宝宝在婴幼儿期所需的主要营养素及适合宝宝食用的主要食物来源。

○ 碳水化合物：宝宝能量供给站

　　富含碳水化合物的食物多指我们平时所说的主食，其含有丰富的糖类，可以为宝宝活动提供所需的能量，为宝宝保持体温提供燃料。虽然脂肪也可以提供能量，但由于婴幼儿的消化系统较弱，而脂类食物较难消化，所以需要慎重使用。碳水化合物的主要食物来源有：

→ 富含碳水化合物的食物通常可以作为宝宝辅食的首选，无需担心宝宝会过敏，如米汤、婴儿营养米粉、稀粥等。待宝宝喜欢后再慢慢添加蔬菜或其他食物。

　谷类　面食　薯类

 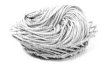 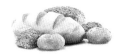 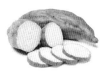

○ 维生素和矿物质：给宝宝全面的呵护

　　维生素和矿物质可以帮助人体调节内部环境和新陈代谢，让身体充满活力。虽然这两者需求量不多，但功效大，是宝宝健康成长必不可少的营养元素。新鲜蔬菜和水果中都含有较多的维生素C，深黄绿色蔬菜中通常含有较多的胡萝卜素，很多水果都是钙、铁、钾、镁等营养素的重要来源之一。维生素和矿物质的食物来源有：

→ 很多杂粮、坚果以及动物内脏中也含有较多的维生素和矿物质，可以小部分添入辅食中，以为宝宝补充均衡的营养。

　蔬菜　海藻类　菌类　水果

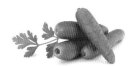 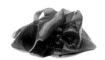

○ 蛋白质：宝宝生命的源泉

蛋白质可为婴幼儿成长提供不可或缺的原料，能促进骨骼、肌肉、内脏等组织和器官的发育，增强宝宝的体质，提高免疫力。蛋白质有动物蛋白质和植物蛋白质之分，平时可将两者搭配在一起给宝宝食用。

 肉类　鱼虾类　蛋类
乳制品　豆类及其制品

→ 给宝宝添加辅食时，蛋白质食物应后加，且应少量多次、充分烹制后再添加，以免给宝宝消化系统造成负担。尤其对 9 个月以内的宝宝，应只喂食脂肪含量少的瘦肉、鱼肉等。

  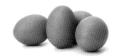 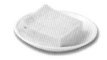

○ 脂类：宝宝更聪明的秘诀

脂类对于小宝宝来说，是一种比较矛盾的营养素。一方面，摄入过多容易造成肥胖和疾病；另一方面，有些脂类却对婴幼儿大脑的发育起着重要作用，如被誉为"脑黄金"的DHA、可以让大脑细胞膜保持健康的卵磷脂等。婴幼儿可以从蛋黄、坚果、动物肝脏、深海鱼等食物中摄取有益脂类。

 坚果类　植物油　深海鱼　蛋黄

→ 脂肪含量高的食物通常不容易消化，所以给小宝贝吃的时候一定要控制好量。植物油中含不饱和脂肪酸较多，但1岁以内的小宝宝应少摄入。

 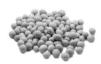 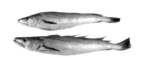

○ 膳食纤维：让宝宝会咀嚼、不便秘

膳食纤维可以促进肠蠕动，预防宝宝便秘。婴幼儿适当摄入膳食纤维还可以促进咀嚼肌的发育，并且有助于小儿牙齿与下颌的发育。膳食粗细搭配、干稀搭配是婴幼儿摄取膳食纤维较为科学的方式，并且便于孩子消化吸收。各种谷类、豆类以及新鲜的蔬菜和水果中都含有较多的膳食纤维。

→ 不宜给宝宝吃含纤维素过多的食物，以免影响宝宝对其他营养物质的吸收和利用。将富含膳食纤维的食物引入宝宝膳食中时，应慢慢来，同时鼓励宝宝多喝水。

 谷物类　豆类　蔬菜　水果

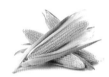 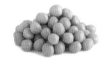 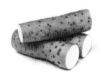

○ 水：宝宝最好的饮料

宝宝开始添加辅食后就要摄入水分了。对于刚开始吃辅食的宝宝，可以在进食后或两餐之间补充少量温开水，这样能够帮助宝宝清洁口腔、调节体温、缓解疲劳、促进新陈代谢、增强免疫功能。随着宝宝渐渐长大，特别是固定三餐后，饮水量也要随之增加。

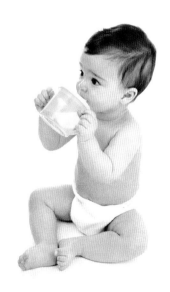

→ 有些孩子不爱喝水，爱喝饮料，这是非常不利于孩子的健康成长的。家长一定要注意，要从小培养孩子每天喝温白开水的习惯。

3 宝宝营养素缺乏的身体信号

当宝宝的身体缺乏某种营养素时，身体通常会发出相应的警示信号。家长平时可以多观察孩子的身体表征，及时发现孩子的营养状况，并作出相应调整。

缺乏营养素	身体信号	缺乏营养素	身体信号
维生素 A	眼部干燥，经常眨眼，眼睛频繁出现睑腺炎；皮肤干燥粗糙、脱屑；反复出现呼吸道感染、肠道感染	叶酸	贫血，消瘦；皮肤苍黄、口唇、甲床苍白；舌头发红，口角炎；腹泻，胃肠功能紊乱
维生素 B₁	食欲不振，消化不良，体重减轻，生长缓慢；不爱活动，反应较慢	烟酸	食欲减退，易疲乏；口臭，口腔溃疡；恶心、呕吐，腹泻；睡眠不安，注意力不集中，情绪多变
维生素 B₂	嘴角干裂，舌头红肿疼痛；怕光，爱流泪，角膜易充血；鼻、嘴、前额、耳朵周围皮肤呈鳞状	钙	头骨发软，骨骼脆弱；"鸡胸""X"型腿、"O"型腿；睡眠不安，易惊醒、哭闹；汗多；学步迟
维生素 B₆	肌肉抽搐，四肢麻木、抽筋，反应迟钝，易怒；贫血；易呕吐、腹泻；末梢神经炎，皮炎	锌	免疫力低下，反复感染；生长发育缓慢，体重轻；偏食、厌食、挑食、异食；注意力不集中，易烦躁
维生素 B₁₂	缺乏活力，肌肉松弛或疼痛，行走困难；表情呆滞，少哭闹，易怒；反应迟钝；肤色苍白	铁	面色苍黄，口唇发白；表情严肃，不爱笑，不活泼；易烦躁，爱哭闹
维生素 C	容易挫伤，牙龈出血，流鼻血，伤口愈合慢；体重减轻，贫血；情绪不安，四肢疼痛	磷	肌肉无力，关节痛；食欲不振；发育缓慢；牙齿不健康
维生素 D	多汗（与气候无关），夜惊，烦躁不安；手脚抽搐，面部痉挛；卤门迟闭；"鸡胸""X"型腿、"O"型腿	碘	智力发育迟缓，体格发育障碍；小儿肥胖
维生素 E	早产或低体重儿可能会出现贫血；下肢水肿；肌肉衰弱；视力改变	蛋白质	食欲差；头发枯黄，指甲易断；脚、腿等部位浮肿；四肢细短，头偏大，身体畸形；发育缓慢，身材矮小

4　选当季食材，为宝宝营养加分

　　每个季节都有当季食材，真正的当季食材不仅营养价值更高，而且味道纯正、鲜美，价格便宜，易采购。选用当季食材为宝宝制作辅食，可以使宝宝吃到更健康的食物，摄取到更充足的营养。

季节及饮食要点	适宜多吃的食物	配食材图
春季 补充能量和蛋白质，提高身体抵抗力；摄取足够的维生素和矿物质，增加免疫力，抵抗春季流行病菌	小白菜、上海青、白菜苔、豌豆苗、卷心菜、韭菜、菠菜、芹菜、茼蒿、莴笋	
	草莓、菠萝、芒果、梨、樱桃（春末夏初）	
	鳜鱼、鲈鱼、牡蛎、鲤鱼、鲫鱼、黄鳝	
夏季 身体能量消耗大，对蛋白质、维生素、矿物质的需求增加	丝瓜、冬瓜、黄瓜、南瓜、空心菜、西红柿、茄子、四季豆、蚕豆、豆芽菜	
	哈密瓜、香瓜、西瓜、樱桃、桃子、李子、葡萄、桑葚、山竹	
	黄花鱼、多宝鱼、三文鱼、鲈鱼、鲥鱼、虾	
秋季 防燥润肺，补充夏季消耗，为越冬做准备	莲藕、板栗、花菜、平菇、金针菇、草菇、红薯、山药、百合、黄豆	
	橘子、梨、苹果、猕猴桃、鲜枣、柚子、火龙果、石榴、木瓜	
	草鱼、泥鳅、鲢鱼、鲫鱼、虾	
冬季 多摄入蛋白质，多吃含维生素高的蔬菜，适当吃些薯类	西蓝花、花菜、莲藕、大白菜、胡萝卜、白萝卜、芥蓝、荸荠、油麦菜、菠菜、芹菜、土豆	
	橙子、橘子、甘蔗、香蕉	
	小黄鱼、鲫鱼、鳝鱼、草鱼	

二、科学喂养，父母不可不知的饮食细节

婴幼儿的胃肠道非常娇弱，牙齿和咀嚼功能也尚未发育完全，爸爸妈妈在准备食物时，一定要充分考虑到这些要素，在细节上做到位，科学喂养宝宝。

1 最少保证 4 个月的纯母乳喂养

世界卫生组织和国际母乳协会都建议坚持纯母乳喂养6个月，此后也应在母乳喂养的基础上添加辅食。考虑到我国国情以及乳母客观条件的限制，我们建议，至少保证纯母乳喂养4个月。

这主要是因为，母乳具有生物学特性，其含有的营养物质可以满足婴儿出生后4～6个月内生长发育所需的全部营养，提高婴儿的免疫能力。而且，这种喂养优势是其他任何营养物质都无法替代的。

母乳的主要营养成分
——蛋白质、碳水化合物

促进营养素的吸收

增加营养素的转运和吸收活性

促进宝宝肠道和免疫系统的成熟

2 根据宝宝的发育情况添加辅食

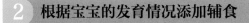

任何生物，包括人类，成长到一定的阶段就要学会自己进食，学会吃固体食物，学会自立，以维持生存。小宝贝是非常脆弱的，刚开始他（她）可能还只会吞咽流食，随着年龄的增长便可以慢慢过渡到固体食物。

一般来说，宝宝满6个月后可以添加辅食。不过，6个月也只是作为一个指导时间，不是绝对时间，一切都需要根据宝宝的具体情况而决定。通常，4个月内的宝宝建议纯母乳喂养，5～6个月可作为辅食尝试阶段。此期间添加辅食，如遇到消化不良、过敏等问题，应及时暂停，6个月以后再斟酌添加。

月龄只是参考，具体实施时家长应先评估孩子的身体状况及接受能力，并根据结果决定

是否可以开始添加辅食。一般来说，宝宝的发育情况可以从以下几个方面进行判断：

◆宝宝的肠胃和肾脏状况：包括母乳或配方乳的消化吸收情况，是否有便秘或腹泻，是否有过敏，是否有明显的胃食道反流，以及排尿情况等。

◆宝宝神经系统的成熟度：包括吞咽能力、对大人吃饭的关注及兴趣等。

◆宝宝的营养状况：如母乳和配方乳是否能够保持良好营养，如果能，可稍延迟。如果宝宝最近体重增长偏缓，就应考虑添加辅食。

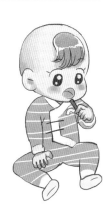

对此，我们可以大致归纳出宝宝辅食添加的阶段性信号，并结合信号给宝宝添加合适的辅食：

5~6个月：
可以开始试着吞咽黏稠的流食

如营养米粉、菜汁、鲜果汁、稀粥、菜泥、水果泥等

7~8个月：
可以通过舌头捣碎食物

如蛋黄羹、烂面条、碎蔬菜、肉末、肝泥、鱼泥等

9~11个月：
可以利用牙齿搅碎食物

如稠粥、软饭、面条、馒头、面包、碎蔬菜、碎肉、豆制品等

12~18个月：
可以用牙齿搅碎更多的食物

如米饭、面条、蔬菜、全蛋、鱼块、肉块等

19~36个月：
像成人一样吃饭

3 首次添加辅食，从婴儿营养米粉开始

首次给孩子添加辅食，建议从婴儿营养米粉开始，再慢慢过渡到果蔬汁、果泥、蔬菜泥，然后才是蛋羹、鱼泥等。

婴儿营养米粉和婴幼儿配方乳一样，是专为婴幼儿设计的营养均衡的辅食。婴儿营养米粉是以米为基础的营养辅食，与普通米粉不同的是，其中添加了这个年龄段宝宝生长发育必需的多种营养元素，包括蛋白质、脂肪、维生素、DHA、膳食纤维、钙、铁、锌等，营养成分较为全面，营养价值远高于单一的蔬菜汁或水果泥，更能满足婴儿的生长需求，而且发生过敏的可能性很低。有些品牌的婴儿营养米粉还添加了益生元或益生菌成分，可以协助调理宝宝的肠胃功能。不过，有些本身肠胃功能较好的宝宝，服用含有益生菌的米粉反而会拉肚子，这就需要家长在添加时多多观察宝宝的反应了。

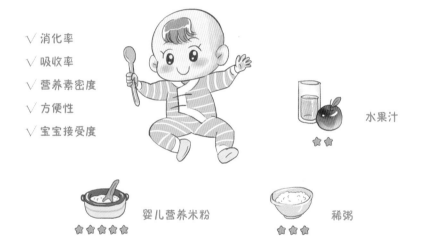

√ 消化率
√ 吸收率
√ 营养素密度
√ 方便性
√ 宝宝接受度

水果汁
★★

婴儿营养米粉
★★★★★

稀粥
★★★

除了在营养方面具备独特的优势之外，婴儿营养米粉还非常容易冲调，没有固定的模式，掌握由稀到稠、由少到多的原则即可。而且，婴儿营养米粉的味道接近母乳或配方奶粉，宝宝也更容易接受。购买时注意选择符合宝宝月龄的米粉。

第一次添加辅食对宝宝非常重要：第一次添加辅食越顺利，宝宝对辅食的接受度也会越高。因此，建议做好准备，挑好时间，让宝宝在轻松、安静、愉快的氛围中进行辅食尝试。可以在上午10点左右（宝宝睡了一觉心情较好，而且离午餐还有一段时间），由妈妈亲自用婴儿专用的小勺盛半勺米粉，面带微笑地喂给宝宝吃，记得要用眼神和语言鼓励宝宝。

4　给宝宝喂辅食记住要少量、简单

对于消化功能尚未发育完全的小宝宝而言，一个大的辅食添加原则就是：由少到多，由简单到复杂。一匙一匙地喂，一种一种地添，同时仔细观察宝宝的接受情况，随时调整添加方案。

分量要小

宝宝的食量较小，一次喂食辅食的分量不要太大。开始时1天喂1餐，宝宝6个月大后再增加为2餐，9个月大后再增加为3餐。要根据宝宝的咀嚼和消化状况选择食物的性状和量，不要同其他孩子比较。

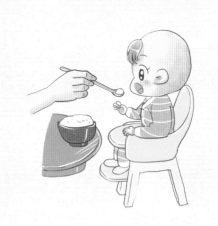

尽量简单

最初可以是婴儿营养米粉，等宝宝接受米粉后，逐渐添加蔬菜泥、水果泥等含维生素和矿物质丰富的食材，然后再添加肝泥、蛋黄泥、鱼泥、肉泥等富含蛋白质的食材。

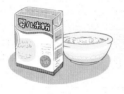

一次尝试一种食材

宝宝刚开始吃辅食时，一次只给宝宝尝试一种食材，观察3天。若宝宝接受良好，可在喂食一周后再添加另一种新食物；若宝宝出现异常，暂时停喂，3～7天后再添加这种食物。若同样的问题再次出现，可认为孩子对此食物不耐受，应停止至少3个月喂食此食材。

5　辅食添加应循序渐进地进行

宝宝的胃肠道有一个逐渐成熟的过程，家长应根据孩子的胃肠道功能和消化情况调整食物的性状。另外，辅食添加还应考虑到宝宝的牙齿发育和咀嚼能力，根据宝宝的接受程度来添加。具体可参考下图：

↳ 由少到多：如蛋黄从1/8—1/4—1/2个逐量添加

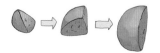

↳ 由稀到稠：如米汤—米糊—稀粥—稠粥—软饭

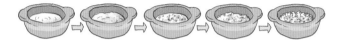

↳ 由细到粗：如蔬菜汁—蔬菜泥—碎蔬菜—菜叶片—菜茎

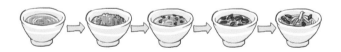

↳ 由植物性食物到动物性食物：如谷物—蔬菜—水果—蛋—鱼—肝—肉

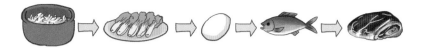

6　先喂辅食再喂奶，尽量一次吃饱

添加辅食初期，辅食的量不宜过多，可一天添加两次，添加时间应固定安排在两次母乳或配方乳之前，先吃辅食，紧接着再喂奶，让宝宝一次吃饱，这样可以避免出现少量多餐的问题。少量多餐容易影响小宝宝对进食的兴趣，还会影响消化效果，不利于培养良好的饮食习惯。随着宝宝长大，辅食的喂食量增加，如果喂完辅食后宝宝不想喝奶，也无须强喂。

7 家长应注意对孩子口味的引导

家长在给孩子添加辅食时，一定要注意对孩子口味的引导，帮助宝宝适应并爱上丰富的饮食，这样不仅能促进味觉发育，还有助于营养均衡和培养良好的饮食习惯。

宝宝出生后的纯母乳喂养期间，母亲的饮食种类会影响到母乳的味道，所以哺乳妈妈的饮食也要尽量丰富多样。开始添加辅食后，家长就应该让孩子试着接触各种味道。从单一到多样，在熟悉的食物中添加新口味，让孩子吃多种营养丰富的蔬菜和水果，以摄取多种营养素。在添加新食物的同时，家长还应注意孩子所处的阶段，把握一些注意事项：

↳ 给1岁以内婴儿的辅食应清淡，以原味为主

↳ 宝宝1岁后，可以逐渐添加口味稍重的食物

↳ 辅食不要过早添加调味品，这样容易导致孩子厌食、偏食

↳ 不要过早添加大人的食物，以免出现消化不良

8 家长要学会训练孩子的咀嚼动作

咀嚼是人类的本能动作，但并非先天就会。咀嚼能力的形成，是一个循序渐进的过程，需要有一定的前提条件——磨牙的存在和咀嚼动作的形成。通常，宝宝长到6个月左右时才开始萌出乳牙，1岁左右开始长磨牙，2岁～2岁半乳牙才基本长齐。不过，并非宝宝有牙就会咀嚼。这期间，需要家长的训练和引导。

当开始给孩子添加泥糊状辅食时，家长嘴里也应同时做出咀嚼食物的夸张动作，让孩子意识到进食非液体食物时应该先咀嚼，然后才能吞咽，慢慢地孩子就会学会吞咽前的咀嚼动作。待孩子磨牙萌出，再加上有效的咀嚼动作，就可以给孩子准备块状食物了。此时，给孩子喂食时，依然要进行表演式咀嚼动作的诱导，使孩子巩固进食时先咀嚼再吞咽的习惯，这样才能达到咀嚼效果。只有咀嚼效果好，营养素吸收率才高。

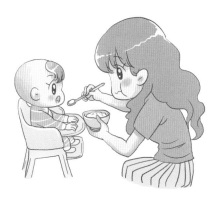

9　观察宝宝吃辅食的效果，适时调整

很多家长给宝宝吃辅食后，会去关注宝宝每餐吃了多少，或者与同龄孩子相比身体及智力的发育是否有差距，而往往忽略了辅食添加的效果。添加辅食最主要的目的，是为了让宝宝更好地成长，并使其饮食结构顺利过渡到成人饮食结构。那么，怎样判断宝宝是否"吃好"了呢？

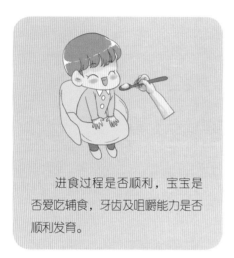

进食过程是否顺利，宝宝是否爱吃辅食，牙齿及咀嚼能力是否顺利发育。

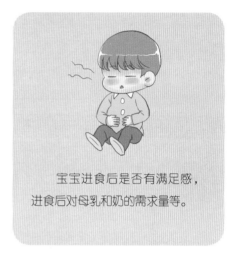

宝宝进食后是否有满足感，进食后对母乳和奶的需求量等。

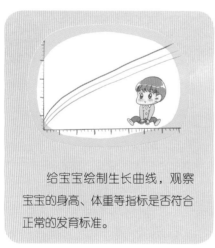

给宝宝绘制生长曲线，观察宝宝的身高、体重等指标是否符合正常的发育标准。

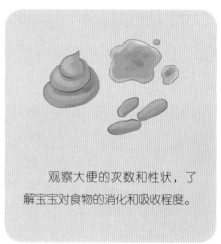

观察大便的次数和性状，了解宝宝对食物的消化和吸收程度。

其中，孩子的生长发育状况是最重要的判断指标。一般来说，只要孩子的生长发育正常，健康状况良好，就证明家长的喂养方式无大问题，没有必要过于纠结孩子的食量、大便的次数等。若孩子生长缓慢或身体出现异常，应考虑孩子对食物的接受度不好或对喂养规律不适应等，并适时调整喂养策略，以让孩子顺利成长。

10 从小培养孩子良好的饮食习惯

合理的饮食结构和良好的饮食习惯是宝宝健康成长的重要保障。家长要注意从小培养孩子养成良好的饮食习惯。

舒适的进餐环境

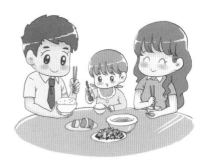

进餐环境要安静、卫生，餐前要洗手。宝宝可以和大人一起吃饭，吃饭时大人要先吃，并多做咀嚼的动作，诱导宝宝进食。如果宝宝不想吃，不要强迫进食，也不要训斥宝宝。注意，宝宝吃饭时不要用玩具、手机、动画片等作为诱导，分散注意力进食对消化不利。

让宝宝定时定量用餐

每次喂辅食的时间尽量固定，最好抓准宝宝肚子饿的时候，也可以配合家人一同用餐的时间；每次喂饭时间控制在30分钟之内，没吃完也要结束，避免宝宝产生厌恶情绪。每顿辅食的量要合适，同时教孩子细嚼慢咽，不暴饮暴食。

食物种类多样

在配合宝宝咀嚼和消化能力的基础上，给宝宝的辅食应尽量多样化，谷物类（包括粗粮和细粮）、豆类、蔬菜、水果、鱼类、肉类、蛋类、食用油等各种食物都要吃，并注意粗细搭配、荤素搭配。

尽量少用调味料

食盐过多会增加肾脏的代谢负担，摄入糖过多会引发龋齿和肥胖，婴幼儿应尽量少吃盐和糖。而且口味过重的饮食还会导致宝宝产生厌食、挑食的坏习惯，应尽量避免。

除此之外，家长还应注意让孩子保持良好的食欲，不要让孩子将喜欢吃的食物一次吃得过多，也不要让孩子吃过多的零食和点心。对胃口不好、挑食偏食的孩子，可以通过改变烹饪方式和食物外观等方式进行改善。

三、专家提醒，家长容易进入的喂养误区

这也不能吃？那也不能吃？是的，小宝宝就是这么任性！他们是那样地娇嫩、脆弱，在喂养上有诸多禁忌和需要注意的地方。这里列举一些家长在喂养宝宝的过程中容易进入的误区，由育儿专家给予科学解答，希望能给新手爸妈们一些指导性建议。

1 母乳营养价值高，喂越久越好

母乳属于高密度、高热量食物，对于6个月以内的婴儿来说，母乳几乎可以满足其全部的营养需求。然而，随着婴儿的不断成长，他们对营养的需求也会越来越高，而母乳的质和量却呈逐渐下降的趋势，如果宝宝1岁以后仍继续以母乳为主食，就容易出现营养不良、贫血、免疫力低下等状况。如果到2岁后还不能断奶，就易形成恋奶的习惯，影响宝宝的身心健康发育。所以，适时断奶很重要。我们主张，在宝宝约5个月后，开始添加辅食，此时母乳喂养依然是"主角"。此后，需配合宝宝的发育状况，逐渐增加辅食的量，并减少母乳的量，在宝宝1岁半左右完成断奶，最迟也不能晚于2岁。

2 把蛋黄作为辅食的首选

蛋黄中含有宝宝生长发育必须的铁元素，还含有维生素A、维生素B、维生素D、维生素E、叶酸、钙、磷等营养素，对宝宝的健康大有裨益。不过，不建议将蛋黄作为辅食的首选。过早添加蛋黄容易引起宝宝食物过敏，特别是月龄较小的宝宝，其消化能力还没有发育完善，蛋黄中的蛋白质会加重宝宝肠胃和肾脏的消化负担。

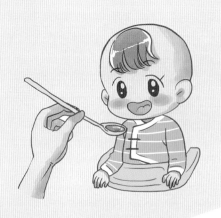

但也不表示宝宝完全不吃蛋黄。随着宝宝月龄的增长，可以在辅食中少量添加蛋黄泥，每隔一段时间添加一份，从1/8到1/4，再到1/2、3/4，直到添加1个蛋黄，给宝宝肠胃一个适应的过程。对蛋黄过敏的宝宝，可以延迟到1岁以后再添加。至于整蛋，可以等宝宝满周岁以后再适量喂食。

3　习惯给宝宝的辅食加盐、味精

母乳和配方乳中都含有钠和氯，可以满足6个月以内的宝宝对钠的需求，因此不需要再在辅食中添加盐了。如果这段时期在辅食中添加盐，可能会增加宝宝的肾脏负担。盐分摄入过多还会影响宝宝对锌和钙的吸收，造成免疫力下降、食欲不振、生长缓慢等。宝宝辅食中添加的盐过多也会使宝宝长大后口味偏重，难以接受清淡的饮食，导致宝宝出现偏食、挑食的现象，进而导致营养素摄取不均衡，生长发育受到影响。在宝宝辅食中添加味精，不仅会引起宝宝的口味变化，导致宝宝缺锌，还容易加重宝宝的肾脏负担，干扰身体对其他营养素的吸收，所以辅食中要尽量避免放味精。

建议不要给低龄小宝宝的辅食中添加盐分，待宝宝长到七八个月以后，可以适当添加极少量的盐调味。1岁以后宝宝的辅食中可以加少量调味品，以丰富食物的口感，增进宝宝食欲，但依然要注意量少。

4　让孩子多吃蔬菜少吃米粉

很多家长担心小宝宝缺维生素、缺铁、缺钙，因而非常注重辅食中蔬菜、水果、鸡蛋等的摄取，至于米粉摄入量的多少则往往不是特别在意。其实，米粉等碳水化合物食物才是宝宝辅食中的主食。

给小宝宝添加辅食，首先应考虑能量的供给，主要体现在辅食中的碳水化合物含量。在此基础上，再添加蔬菜、水果、鸡蛋黄或肉泥。碳水化合物食物至少应占每次喂养量的一半。如果家长减少米粉的量，就容易导致宝宝碳水化合物摄入不足，不利于宝宝的身体发育。

当然，各种新鲜的蔬菜也是辅食添加中不可缺少的食材，可以给宝宝提供丰富的维生素和矿物质。家长在给宝宝准备辅食时，应综合考虑，在保证宝宝摄入足够能量的基础上，让宝宝摄取均衡的营养。

5　让孩子过早接触成人食物

　　成人的食物通常味道较为丰富，调料也放得较多。而经常亲手为宝宝制作辅食的妈妈应该知道，宝宝的辅食中是不能随意添加调料和重口味食物的。如果让宝宝过早接触到成人食物，宝宝就会对辅食产生抗拒感，很多宝宝拒绝吃辅食就是这个原因。家长不要抱着侥幸的心理认为，偶尔给宝宝尝尝成人的食物关系不大，其实只要宝宝尝过一点点成人的食物后，都可能会刺激味觉过早发育，使其难以再接受辅食，还会影响发育。在给宝宝添加辅食的阶段，宝宝看到爸爸妈妈在吃饭时，经常会对餐桌上的食物产生兴趣，家长切不可因此而喂宝宝吃成人食物。

6　习惯用零食来弥补宝宝摄入能量的不足

　　很多家长看宝宝不好好吃饭，体重增长缓慢，就会让孩子吃一些零食来弥补摄入能量的不足。这是不对的。零食只能偶尔用来补充营养和热量的不足，不能喧宾夺主，取代主食和正餐的地位。

　　如果因为宝宝不愿意吃饭，就给他零食，这样只会造成宝宝更加不愿意吃饭。而且，宝宝的消化吸收能力还未达到正常成人的状态，很多食物中的营养都无法吸收。即便宝宝每日吃了很多零食，保证了食物摄取的量，但是营养吸收率仍然不高。零食还会占据宝宝的胃部空间，使宝宝在正餐时吃得更少。家长应该培养宝宝良好的进食习惯，因为良好的进食习惯可以保证进食的数量，还可以保证肠胃功能旺盛，使营养吸收更好。

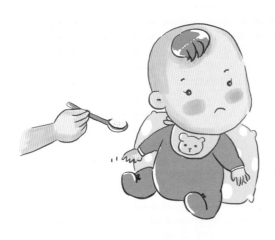

　　不过，适当的零食也是必要的。宝宝的胃容量还小，容易填满，而胃内食物所提供的热量并不足以让宝宝维持到下一次进餐的时间，这时就需要少吃多餐，适当给宝宝安排零食。给宝宝的零食应遵循少量、营养、健康的原则，尽量选择水果、小饭团、面包、小饼干、坚果、牛奶、酸奶等，避免给宝宝食用高脂肪、高热量、高糖食品。家长应该控制宝宝吃零食的时间，可在每天上午、下午，即两正餐之间给宝宝添加一些零食，但是餐前1小时内不宜给宝宝吃零食，以免影响宝宝正常吃饭。

7　以其他小孩的辅食量作为自家宝宝的喂养标准

　　每个宝宝出生时的体重、身长等都有所不同，体质各自差异，即使处于相同年龄段的宝宝在进食量上也会有所区别，家长不可因其他宝宝辅食量大而强迫自家的宝宝也要吃那么多。家长只要注意观察宝宝的生长曲线，若情况正常，就没有必要纠结于宝宝吃得少。不少宝宝在辅食添加初期食量大，生长快，但并不代表日后个子就更高或者体质更好；反之，亦然。有些宝宝吃辅食量少可能是辅食添加不当或没有养成良好的进食习惯造成的，家长应该及时调整不正确的辅食添加方法，以改善宝宝的食欲。

8　用米汤、米粉等冲调配方乳

　　有些家长为了给宝宝增加营养，或者为了省事，会用调好的米汤、米粉来冲调配方乳，这种做法不仅不会增加营养，还会影响宝宝对配方乳的吸收。配方乳是以牛奶或者羊奶为原材料制作的粉状冲调食品，米汤、米粉都是以大米为原料制作的食品，两种食物的营养成分不一样，混合在一起不利于宝宝的吸收。而且两种食物混合在一起浓度太高，浓缩的营养物质会增加宝宝消化和代谢负担。配方乳的包装盒上通常标有配方乳与水冲调的比例，如果在冲调的过程中加入了其他食品，都可能造成某些营养比例的改变，更加不利于宝宝吸收。很多宝宝开始时是以配方乳作为主食，米汤、米粉作为辅食，如果两种食物混合在一起，就会影响宝宝的口味，当宝宝停止喝配方乳，以米粉为主食时，宝宝就不太容易接受。所以，添加辅食时，米汤、米粉等辅食应该与配方乳分开。

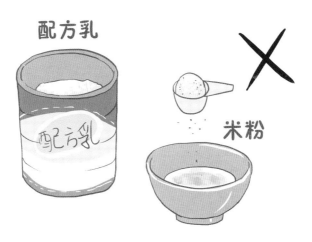

9 在宝宝的辅食中添加营养品

很多家长为了尽可能多地给宝宝补充营养，往往会选择在辅食中添加营养品。其实，只要辅食添加得当，完全没有必要再添加营养品。市场上购买的营养品很多都无法确定有效成分和含量，并且可能含有添加剂、防腐剂等对宝宝不利的物质。辅食中添加营养品还会使某些营养元素过多，从而影响对其他营养素的吸收。如果家长想让宝宝获取充足的营养，最好从保证饮食均衡入手，并通过饮食补充。因为食物中的营养比市场上的营养品好，还能根据宝宝不同阶段的发育情况适当调整。因此，家长要尽可能通过制作符合宝宝年龄的辅食来补充营养，而不是依赖营养品。

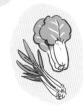

10 用奶瓶给宝宝喂辅食

因为宝宝在喝配方乳时使用的是奶瓶，因此不少家长为了使宝宝接受辅食而将辅食装入奶瓶中喂宝宝吃，这样不仅会使宝宝过分依赖奶瓶，也会限制辅食种类的增加。添加辅食不仅是为了满足宝宝的营养需求，还要锻炼宝宝的咀嚼能力，促进宝宝的行为发育。而这些，仅仅通过奶瓶喂养是难以达到的。

奶瓶喂养是吸吮吞咽的过程，用勺子喂则是卷舌、咀嚼然后吞咽的过程。用勺子喂宝宝，不仅可以促进宝宝口腔的发育，使宝宝可以坐起来并控制好头部的位置，带

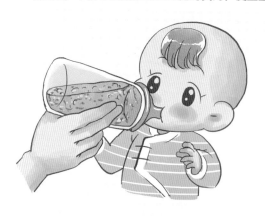

动躯干、肩部和颈部发育，而且对于宝宝接受新的食物种类也有帮助。用勺子喂宝宝时，大人和宝宝之间的互动，还能增近亲子关系、增加宝宝进食的乐趣。当宝宝慢慢适应用碗和勺进食后，其进食的主动性也会增强，慢慢地他就会想要自己动手，学会自己吃饭。这也是每个小宝宝成长的必经过程。

11　宝宝枕秃要补钙

宝宝出生后2～3个月开始，枕部的头发就开始变得稀少，严重的枕部几乎看不到头发，这就是医学上所说的枕秃。当宝宝出现枕秃后，不少家长就认为是缺钙引起，因而急于给宝宝添加营养补充剂，这种做法并不可取。很多情况下，宝宝出现枕秃并不是缺钙引起的，比如说夏天睡觉时，出汗严重，枕头被汗水浸湿，宝宝头部与枕头摩擦就会导致头发变少；大人在抱宝宝时，宝宝出于好奇，左右转头，也会因头部摩擦而出现局部脱发。若是上述情况引起的，家长可以通过减少宝宝头枕部与枕头物体的摩擦使头发重新长出来。宝宝出现枕秃的原因有很多，若家长担心，应该先去医院进行静脉血的相关检查，如果确认是缺钙引起的，再补钙也不迟。如果宝宝枕秃并非缺钙引起，盲目补钙反而会出现不良后果。

12　宝宝不爱吃蔬菜，用水果来代替

蔬菜是维生素和矿物质的主要来源，是宝宝辅食不可缺少的部分，但是蔬菜吃起来不如鱼、肉等食物香，蔬菜中的食物纤维还会加大咀嚼难度，所以有些宝宝不爱吃蔬菜。有些家长认为水果同样也富含维生素和矿物质，因此就用水果代替蔬菜喂宝宝吃，这样做并不可取，蔬菜和水果不能相互替代。水果中矿物质和食物纤维含量不如蔬菜多，含糖量却较高，吃太多易使宝宝产生饱腹感，影响正餐进食量。而蔬菜中利于肠肌蠕动和生长发育的钙、铁等营养素，是水果所替代不了的。如果宝宝不喜欢某些蔬菜，家长应该尽可能用营养成分相似的其他蔬菜来代替，而不是用水果代替。家长也可以将蔬菜的造型做得可爱一些，增加宝宝的食欲。

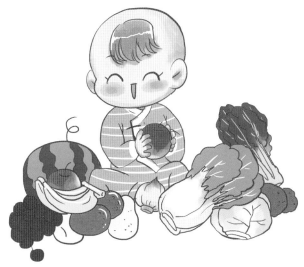

四、专家答疑，家长经常碰到的喂养难题

宝宝身体娇弱，肠胃功能也很弱，在喂养过程中很容易出现问题。父母由于心疼宝宝，遇到问题时也经常会慌张，因此，家长有必要了解专家是如何看待这些常见问题的。

Q1 只给宝宝喂母乳不会造成营养素缺乏吗？

A： 母乳是妈妈给宝宝最好的礼物，专家建议有条件的妈妈应该坚持进行母乳喂养。一般健康母亲的乳汁分泌量可以满足宝宝前6个月的营养需求，在此之后纯母乳喂养就会无法满足宝宝的营养需求了。随着宝宝生长发育，他们对各类营养素的需求量会发生变化，尤其是当宝宝开始对其他食物感兴趣时，这可能就是宝宝想吃辅食的信号了，这时就应该为宝宝添加母乳之外的食物，以满足宝宝的营养需求。

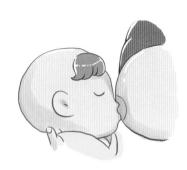

Q2 孩子每日、每餐应该吃多少辅食？

A： 宝宝每个阶段辅食添加量都会有所不同。刚开始添加辅食的几天，可以1日1勺，进入第3天后可以增加到1日2勺，然后慢慢增加，到第6个月时就可变为1日2顿辅食了，辅食量占宝宝食物总量的20%左右。到宝宝7～8个月时，每天仍可坚持喂2顿辅食，但是辅食量要增加到食物总量的30%～40%。9～11个月的宝宝每天可喂3顿辅食，辅食量从占食物总量的40%逐渐增加到70%左右。12～18个月的宝宝每天可喂3顿辅食，中间还可添加2次点心，辅食量应占食物总量的75%左右。18～36个月的宝宝大部分已完全断奶，可以按照一日三餐正常进食，期间可以添加几次点心，辅食要占到食物总量的85%左右，点心占15%左右。

Q3　婴儿是否需要补水？

A：纯母乳喂养的宝宝6个月前不需要额外补充水分，因为母乳中含有的水分完全可以满足宝宝的需要。混合喂养和配方乳喂养的宝宝，则需要根据实际情况来决定是否需要补充水分。如果配方乳调配合理，宝宝进食也很正常，则不需要额外补充水分。宝宝在添加辅食后，可以在进食后或两餐之间补充少量的水分，这样既可以补水，又可帮助宝宝清洁口腔。当宝宝出现感冒、发热、便秘、腹泻、呕吐等不适时，妈妈可以适当给宝宝喂水。天气干燥，宝宝多汗的情况下，也可适当喂水。妈妈平时可以通过观察宝宝的小便是否正常来判断其是否该补水了。

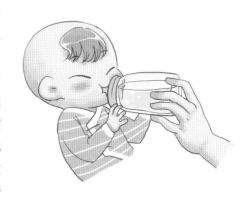

Q4　宝宝经常晒太阳，还需要补充维生素 D 剂吗？

A：阳光会促进维生素D的合成，但阳光照射时间与维生素D的产生之间是否有递进关系目前尚无定论。所以，妈妈可以经常带宝宝晒太阳（注意避免晒伤），但同时也要注意维生素D剂的摄取。母乳中的维生素D含量不足，无法满足宝宝的需求，因此纯母乳喂养和混合喂养的宝宝从2周大至2个月大时就要开始口服维生素D剂。纯母乳喂养6个月的宝宝，即使添加辅食后也要继续补充维生素D剂。正常情况下，1岁～1岁半时就可以停止服用维生素D剂了。配方乳喂养的宝宝，可以根据配方乳中所含维生素D的量来决定要补充多少量。1岁半之后的孩子，家长可以给他选择儿童强化维生素D牛奶或给孩子补充维生素D剂。给孩子添加辅食后，应注意多添加富含维生素D的食物。维生素D的补充也不能过量，具体的补充意见还需在医生的指导下进行，家长切不可自行决定。

Q5 可不可以给孩子服用营养补充剂?

A: 如果孩子能够通过饮食获得足够的营养，一般不建议给孩子服用营养补充剂。家长不能因为孩子有食欲差、睡眠不好等表现，就盲目给孩子服用营养素补充剂。专家建议，平衡膳食是安全有效的营养补充手段。合理安排孩子的每日饮食，

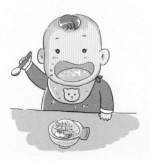

让孩子均衡摄取蛋白质、脂肪、碳水化合物这些营养素，孩子就会健康成长。不少家长因担心孩子缺乏微量元素，会去医院给孩子检测，这其实是没有必要的。即使检查出孩子缺乏某些微量元素，也不应盲目给孩子服用营养补充剂，因为过量补充不但无法正常吸收，反而会加重肝肾负担，某一种营养素补过量还会降低人体对其他营养素的吸收率。

Q6 DHA 有助于大脑发育，需要多补充吗?

A: DHA属于长链多不饱和脂肪酸，有助于婴幼儿大脑的发育，还具有抗炎作用，对人体十分重要。但人体对DHA的需求量并不多。一般来说，母乳和含有DHA的配方乳中就含有足够的DHA，可以满足2岁以内宝宝的需求，不需要额外补充。2岁以后则可以根据实际情况适当补充藻类DHA。

Q7 孩子要长牙了，怎么准备食物?

A: 宝宝大概在6个大月时就开始萌出乳牙，7～8个月大时门牙可能就长了好几颗，发育快的宝宝可能会更早。宝宝出牙期，牙床会痒痒的，有的还会有疼痛感，喜欢往嘴里放东西，对辅食的兴趣也会加大，不过还不可以用牙龈嚼碎食物，所以家长可以给宝宝准备一些类似于嫩豆腐状的辅食，让宝宝用舌头就能轻松捣烂。9个月以后，宝宝就可以用牙龈嚼碎一些食物了，给宝宝的辅食中可以有一些细小的颗粒，食物体积也可以适当增大，硬度与香蕉类似。总的来说，妈妈制作辅食时，要使食物的性状与宝宝的牙齿发育相匹配，这样有助于锻炼宝宝的咀嚼能力。

Q8 怎样给孩子吃蔬菜、水果好？

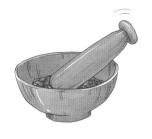

A: 蔬菜和水果是制作辅食的常用食材，制作辅食时要尽可能保留蔬果中的营养，并且使宝宝爱吃。

蔬菜常制作成蔬菜泥给宝宝吃，不同种类的蔬菜制作方法也不同。根茎类蔬菜，如胡萝卜、土豆等，要先将其去皮蒸熟后，制成泥；绿叶菜应该先用沸水煮一会儿，再捞出制成泥，而且菜泥要尽可能剁碎，菜叶不可煮得过久，以免其中的维生素流失。如果是做菜粥，则需要等到粥将熟时再加入制好的菜泥。

水果制成果泥有益于营养的保存，适合宝宝作为辅食食用。家长不要给1岁以内宝宝选择太甜或太酸的水果，以免对吃奶造成影响。果泥也不要加入米粉中喂宝宝吃，以免宝宝对米粉或奶的味道出现错觉。

在添加蔬菜和水果时，最开始应该只添加一种食材，然后慢慢过渡到几种食材一起添加。吃完蔬菜、水果，应该给宝宝喂一些白开水，有利于口腔的清洁。蔬菜一定要煮熟后才能喂宝宝吃，稍大一点的孩子也不宜吃生蔬菜。

Q9 宝宝添加辅食后体重增长缓慢怎么办？

A: 宝宝在添加辅食之初，会有一个适应的过程，在这个过程中体重增长缓慢也是正常的现象。每个宝宝的发育情况不同，进食量不同，生长发育情况也有所不同。只要宝宝的身高、体重与月龄之间的关系正常，就表示宝宝的生长发育是正常的，不必太过担心。

家长在判断宝宝生长状况时，不要仅凭一时的体重作出结论，而应该根据宝宝一直以来的发育记录来判断。只要宝宝的身高、体重曲线正常，就表示宝宝的生长发育处于正常范围内。当然，如果添加辅食后宝宝体重一直处于缓慢增长的状态，就应考虑喂养措施是否得当了。如果是由于营养不良造成的，就要在保证宝宝摄入足够的碳水化合物的基础上，合理添加蔬菜、蛋黄和肉泥等辅食。对于消化不良的宝宝要调整食物的软硬度，促进消化吸收。

Q10 宝宝长得特别快该怎么喂养？

A: 即使宝宝发育快，在宝宝不满4个月时，依然需采取纯母乳喂养，妈妈也要及时补充营养来提高母乳的质量。同时，还可以添加婴儿配方乳来满足宝宝的需

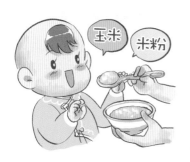

求。当宝宝满4个月以后，若长得较快，对辅食表现出较大的兴趣，就可以在母乳喂养的基础上，开始添加婴儿营养米粉等辅食了。及时添加辅食不仅可以为生长特别快的宝宝补充营养，还能够促进宝宝对母乳或配方乳中营养的吸收。记住，就算宝宝长得好、长得快，辅食添加也不能早于4个月，而且添加辅食重要的是质而非量。

Q11 1岁以内的宝宝能喝鲜奶吗？

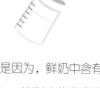

A: 一般来说，1岁以内的宝宝最好供给适龄配方乳。这是因为，鲜奶中含有大量的蛋白质、矿物质，但复合不饱和脂肪酸和微量元素太少，1岁以内的宝宝消化功能弱，这些物质不容易被消化、吸收，反而会增加肠胃负担。鲜奶还是常见的过敏诱因之一，不少宝宝喝完鲜奶后会有过敏反应，所以，为了防止过敏也尽量不要喝鲜奶。

Q12 1岁以内的宝宝能吃蜂蜜吗？

A: 1岁以内的宝宝是不可以吃蜂蜜的。这是因为，蜜蜂常把带菌的花粉和蜜一起带回蜂箱，使蜂蜜受到肉毒杆菌的污染。而宝宝的胃肠功能弱，肝脏解毒功能也差，无法将这种病菌排出体外，当这种病菌在宝宝的消化器官上生长后，就会使宝宝出现便秘、疲倦、食欲减退等食物中毒现象。为了防止出现此种现象，家长要避免1岁以内的宝宝食用蜂蜜，含有蜂蜜的食物也要禁止。1岁以上的宝宝，用少量蜂蜜做调味品无妨，但也不能随意食用未经处理的野生蜂蜜。

Q13 宝宝偏食该如何纠正？

A: 随着宝宝慢慢长大，对某些食物也会表现出偏好，如果这种 "偏好" 影响到正常的喂养就需要及时纠正。在为低龄宝宝选择食物时，家长应注意，不论给宝宝吃何种食物，口味都要清淡，既要避免使用过多的调味品，也要避免给宝宝吃口味本身就很重的食物，如过甜或过酸的水果。给宝宝的食物应避免单一，并注意烹调方式多样，以增进宝宝的食欲。如果宝宝已经出现偏食，家长应想办法纠正。比如，如果7个月的宝宝既不喜欢喝奶也不爱吃辅食，但家长观察发现宝宝喜欢喝橙汁，就可以在宝宝的配方乳或辅食中混入一些橙汁，或在哺乳时给妈妈乳头上涂抹一些，以提高宝宝对进食的接受度，随后再逐渐减少，直至恢复正常。

Q14 宝宝腹泻时怎样添加辅食？

A: 辅食添加不当很有可能造成宝宝腹泻。宝宝出现腹泻症状后，家长应该及时带宝宝去医院就诊。仍在吃母乳的宝宝，不必停止母乳喂养，但是要适当减少母乳的量，并延长两次喂奶的间隔时间，让宝宝的肠胃得到休息。如果宝宝已经添加辅食，此时应该停止喂养，等到腹泻好转后再重新添加辅食。有些食物，如苹果泥、胡萝卜汤等对腹泻有一定的改善作用，可适当添入宝宝的辅食菜单。

Q15 宝宝吃辅食后过敏怎么办？

A: 当添加新的辅食后，宝宝出现腹泻、呕吐、红疹等症状时，家长应考虑宝宝是否对此种食物过敏，并立即停喂，隔一段时间后再喂食此种食物。如果再次出现类似反应，应完全回避此类食物至少3个月，同时到医院进行过敏检测，以了解宝宝对此种食物是否过敏以及过敏程度，然后根据过敏的严重性来决定日后是否继续让宝宝尝试此种食物。

为了防止宝宝对其他食物过敏，家长应注意从低过敏食材开始喂食，一种一种地少量添加，每次添加新食物应观察3~5天，确定没有过敏反应后再继续喂食。

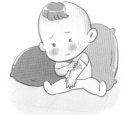

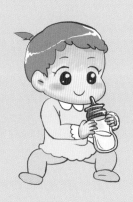

跟着我一起变化的还有我的味蕾哦，我要在妈妈的带领
下不断尝试新食物！

分龄喂养，
重点是适合自家宝贝

宝宝逐渐成长，他终究会告别母乳，这就需要宝妈对已有的喂养方式进行科学合理的调整，为宝宝断奶和日后饮食做好准备。无论是母乳喂养、混合喂养还是人工喂养，父母都应该注意在宝贝健康面前任何问题都不能小觑。只有把握好不同阶段的宝宝喂养要领，并针对性地调整喂养方式，才能让宝宝顺利接受断奶，逐渐形成自身良好的饮食系统。

一、0～4个月：给宝宝优质的母乳

母乳是婴儿最理想的食物，母乳喂养是目前国际上普遍认可最适合新生儿的喂养方式。通过母乳，宝宝获得的不仅是全面的营养，也有妈妈的爱。如何给宝宝提供优质的母乳则是妈妈们应该关注的问题。

1 0～4个月宝宝每日营养需求

能量	蛋白质	脂肪	烟酸	叶酸
397 千焦 / 千克体重（非母乳喂养加 20%）	1.5 ～ 2 克 / 千克体重	占总能量的 35% ～ 45%	2 毫克烟酸当量	65 微克叶酸当量
维生素 A	维生素 B$_1$	维生素 B$_2$	维生素 B$_6$	维生素 B$_{12}$
400 微克视黄醇当量	0.2 毫克	0.3 毫克	0.1 毫克	0.3 微克
维生素 C	维生素 D	维生素 E	钙	铁
35 毫克	10 微克	3 毫克 α - 生育酚当量	300 毫克	0.2 毫克
锌	硒	镁	磷	碘
1.5 毫克	15 微克	25 毫克	150 毫克	35 微克

营养来源

100%
母乳或配方乳

需额外补充的营养素

→ 维生素K

维生素K很难通过宝宝自身合成，但它能维持血液的正常凝固，对预防新生儿的出血性疾病十分重要。

→ 维生素D

维生素D在母乳中含量不足，但是宝宝缺乏维生素D易患佝偻病，因此，新生儿需额外补充适量维生素D。

2　0～4个月宝宝的喂养指南

宝宝出生后到4个月大之前，一般采用纯乳喂养，不需要添加任何辅食。纯乳喂养主要分为母乳喂养、混合喂养和人工喂养，不同的喂养方式有不同的方法。

母乳喂养

母乳喂养是指母亲用乳汁喂养婴儿，用母乳喂养的婴儿身心更健康。0～4个月宝宝一般采用按需喂养，妈妈要学会使用正确的哺乳姿势给宝宝喂奶，并做好乳房护理。

混合喂养

有些新妈妈由于乳汁分泌不足或其他原因不能完全母乳喂养时，可以选择母乳和配方乳混合喂养的方式。此时妈妈需注意，给宝宝一次只喂一种奶，同时不要放弃母乳。

人工喂养

当母亲因各种原因不能喂哺婴儿时，可选用牛、羊乳或其他代乳品喂养，这些统称为人工喂养。人工喂养应适量而定，并需要额外补充水，这样才能保证宝宝的健康发育。

➥ 母乳能给小宝宝近乎完美的营养。母乳是婴儿成长中最自然、安全、完美的天然食物，它含有婴儿成长所需的所有营养和抗体，包括脂肪、钙、磷、免疫球蛋白、比非得因子和寡糖等。

➥ 不要忽略初乳的营养价值。初乳是指产后2～3天内分泌的乳汁。初乳中的蛋白质、维生素、铜、铁、锌等矿物质含量均高于成熟乳，热量也更高，妈妈一定不能忽略喂初乳。

➥ 母乳不足时选择配方乳喂养。部分妈妈由于自身乳汁分泌不足，因而不能满足宝宝的生长发育需求，此时可以选择配方乳喂养。应注意选择优质配方乳，并按照正确的方式冲调和喂养宝宝。

➥ 多抱婴儿到户外活动或适当晒太阳。在天气晴朗、温度适宜时，家长可以抱着宝宝去户外适量活动、晒晒太阳，有助于补充维生素D，促进宝宝体内钙的吸收。新生儿多晒太阳还有利于消退黄疸等。

➥ 在医师指导下适量补充维生素K。维生素K能维护血液的正常功能。胎儿期，母体的维生素K很难通过胎盘输送给胎儿，一般新生儿在出生后需要注射适量维生素K，以防止脑内出血。

3 喂食量与喂食时间分配

母乳喂养

宝宝月龄	喂养方法	喂养小秘籍
第1个月	按需哺乳，即宝宝饿了就要喂，或妈妈感觉胀奶了就要喂。大约每隔2小时喂一次，每次20~30分钟，24小时内喂奶10~12次	可随宝宝的出生时间适当延长喂奶间隔时间
第2~4个月	仍然采取按需哺乳的方式，大约每隔2.5小时喂一次，每次20~30分钟，24小时内喂奶9~12次	后半夜喂奶的时间可间隔4~6小时

混合喂养

宝宝月龄	喂养方法	喂养小秘籍
第1个月	先喂母乳，喂完后接下来的30分钟内，如果妈妈重新产生的母乳较少，可喂配方乳；距上次哺乳结束时间30分钟以上时，妈妈有母乳先喂母乳，没有母乳再喂配方乳	混合喂养需要充分利用有限的母乳，所以妈妈应尽量给宝宝多喂母乳
第2~4个月	先喂母乳，喂完后接下来的1小时内，若妈妈重新产生的母乳较少，可喂配方乳；距上次哺乳结束时间1小时以上，有母乳先喂母乳，没有母乳再喂配方乳	

人工喂养

宝宝月龄	喂养方法	喂养小秘籍
第1个月	定时哺乳，每隔3小时喂一次，每次50~80毫升，24小时内喂奶8~10次，共400~600毫升	可根据喂奶量适当调整喂奶间隔时间
第2~4个月	定时哺乳，每隔3小时左右喂一次，每次60~90毫升，24小时内喂奶7~9次，共500~700毫升	后半夜喂奶的时间可间隔4~6小时

4　宝宝喂养评价

第 1 个月

项目	正常发育指标	补充说明
体重	出生时，男宝宝体重均值为3.33千克，女宝宝为3.24千克，之后每天增加30～40克，每周增加200～300克，满月时体重可增加1000～1500克	正常足月新生儿出生0～3天，男宝宝体重低于2.64千克或高于4.08千克，女宝宝体重低于2.58千克或高于4.04千克，为体重过低或过高
身长	出生时男宝宝身长均值为50.40厘米，女宝宝为49.70厘米，平均一个月可增加3～5厘米	满月时男宝宝身长低于47.01厘米或高于55.40厘米，女宝宝身长低于46.70厘米或高于52.80厘米，为身长过低或过高
尿便	出生前几天每天排尿4～6次，1周后增至20～25次；母乳喂养者每天排便1～4次，呈金黄色黏稠便，配方乳喂养者每天排便1～2次，呈淡黄色黏稠或成形便	小便颜色不正常、出现便秘或腹泻等情况时妈妈要多加留意
睡眠	新生儿每天总睡眠时间为20小时左右，易入睡，醒后少哭闹	宝宝睡眠质量差表现为入睡困难，易惊醒，爱哭闹，气色也不太好

第 2 ～ 4 个月

项目	正常发育指标	补充说明
体重	男宝宝体重均值为7.17千克，女宝宝为6.56千克，平均每周增加150～250克，每个月可增加600～1000克	男宝宝体重低于5.80千克或高于8.80千克，女宝宝体重低于5.30千克或高于8.10千克，为体重过低或过高
身长	男宝宝身长均值为63.30厘米，女宝宝身长均值为62.00厘米，平均每周可增长0.5厘米，每月增长2～3厘米	男宝宝身长低于59.30厘米或高于67.40厘米，女宝宝身长低于58.00厘米或高于66.10厘米，为身长过低或过高
尿便	每天排尿18次左右，每天排便1～4次或2天1次	排尿或排便次数不正常、颜色有异时，需及时就医
睡眠	每天睡眠时间为15～16小时	上午醒来时间延长，白天小睡2～3次

5 母乳喂养的方法

很多妈妈都知道母乳喂养的好处，却并不了解母乳喂养的正确方法。如果妈妈喂养姿势不当，可能会造成自身乳房出现种种问题，宝宝吃奶也没有那么舒心。

哺乳前的准备工作

妈妈在喂奶前，花几分钟做些细小的准备工作，可以让哺乳更加从容和舒心。

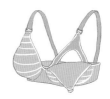

↳ 选择透气、宽松、吸汗的衣服穿着，最好佩戴哺乳专用胸罩

↳ 洗净双手，用温湿毛巾轻轻擦拭乳头和乳晕，并用手适当按摩乳房，使乳腺充分扩张

↳ 准备一个吸奶器，在宝宝吃饱后，吸出多余的乳汁，有利于乳汁分泌，预防乳腺炎

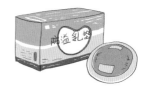

↳ 准备两片防溢乳垫，防止在喂奶时另一侧乳房溢出乳汁

↳ 准备一块干净的尿布或纸尿裤，防止宝宝吃奶时排尿或排便

↳ 准备几个软垫或枕头放在身后，以免喂奶时背部疼痛

选择舒适的哺乳姿势

　　舒适的哺乳姿势要保证妈妈和宝宝都舒服，这样才能达到和谐的母乳喂养状态，让哺乳时光更加惬意和舒畅。

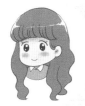

　　妈妈坐舒服：全身肌肉要放松，腰后、肘下、怀中要垫好枕头。如果坐在椅子上，可以踩只脚凳，将大腿提高；如果坐在床上，就用枕头垫在膝盖下方。不要身体前倾将乳头送进宝宝的嘴里，而是利用枕头将宝宝抱到你的胸前。

　　宝宝躺舒服：宝宝横躺在妈妈的怀里，整个身体面对着妈妈，脸对着妈妈的乳房，头部枕在妈妈的前臂或者肘窝里，妈妈用前臂托住宝宝的背部，用另一只手托住宝宝的屁股或腿。

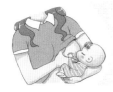

　　正确哺乳：鼓励宝宝正确地衔住乳房，吸吮乳晕，而不是仅仅含住乳头，这样可以有效地刺激乳腺分泌乳汁，而不至于引起乳头皲裂等问题。

○ 帮助宝宝含住乳晕

　↳ 妈妈用手指或乳头轻触宝宝的嘴唇，使之张大嘴巴

　↳ 用拇指顶住乳晕上方，其他手指及手掌在乳晕下方托住乳房

　↳ 趁宝宝张大嘴巴，将乳头和乳晕送进口中，一旦含住，就抱紧他

　↳ 妈妈用双眼温柔地注视着宝宝，鼓励他大口吃奶

适时催奶，给宝宝充足的乳汁

新妈妈奶水充足才能给宝宝更好的喂养，因此适时催奶非常重要。新妈妈产后催奶，应根据自身的恢复情况循序渐进，不可操之过急，特别是在产后的第一天，不建议马上喝下奶汤。同时，应远离诸如大麦、人参、韭菜、花椒之类的回乳食物，辛辣燥热的食物也最好不要吃。另外，保证充足的优质睡眠，让宝宝勤吸吮自己的乳房，保持愉悦的心情等，也是促进乳汁分泌的重要方法。

按摩追奶，让宝宝口粮足足

如果新妈妈奶水不足，或者之前奶水很足，突然没有奶水了，就需要想办法把奶水追回来。以下3个按摩步骤，简单易学，需要追奶的新妈妈不妨试试。

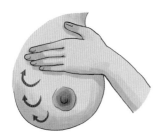

step 1

用拇指以外的四根手指指腹沿着乳房外围一边画圈一边轻推，先推一侧，由外向内，渐渐推至乳晕。

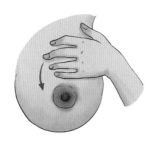

step 2

四指呈梳齿状从乳房外围根部向乳头方向梳理，奶结部位要重点反复梳理。

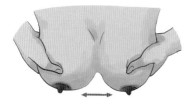

step 3

用手握住整个乳房，上下左右轻轻晃一晃，促进乳汁在乳腺管里流动。

6 混合喂养须知

混合喂养的方式有两种，一种是补授法，即先喂母乳，后补喂宝宝适量配方乳，适用于6个月以内的宝宝；另一种是代授法，即这次喂母乳，下次喂配方乳，轮换间隔喂食，适用于6个月以后的宝宝。

混合喂养时千万别放弃母乳喂养。混合喂养的前几天，妈妈应注意观察宝宝的食欲和母乳的分泌情况，以掌握每次补授的奶量，千万不要为了省事把母乳和配方乳混在一起喂。

7 人工喂养须知

人工喂养的新生儿一般选择配方乳作为代乳品。在选购时，应根据宝宝的生长发育情况和配方乳的保质期、成分、品牌知名度等选择合适的优质配方乳，并按照说明冲调配方乳，奶瓶、奶嘴等工具在使用之前和之后都要及时清洗、消毒。喂完之后，妈妈还要注意观察宝宝进食后的反应。

此外，人工喂养的宝宝平时要多喂些水，以防发生便秘。年龄越小的宝宝，对水的需求越多。

8 不要忽略哺乳妈妈的营养需求

处于哺乳期的妈妈，一方面需要进行产后恢复与调养，另一方面还要分泌足够的乳汁喂养宝宝，因此，这一阶段的营养需求千万不能忽略。以下是哺乳妈妈每天所需的营养素及摄入量：

碳水化合物	蛋白质	脂肪	维生素 A	维生素 D
30 克	20 克	60 克	360 微克	5 微克
钙	铁	锌	碘	水
1200 毫克	28 毫克	20 毫克	200 微克	1500 毫升

二、5~6个月：让宝贝尝试第一口辅食

宝宝长到5~6个月大时，依然要以母乳或配方乳喂养为主。与此同时，妈妈可以根据宝宝的月龄和发出的吃辅食信号，给他尝试第一口辅食，让他试着接触新食物的味道。

1 5~6个月宝宝每日营养需求

能量	蛋白质	脂肪	烟酸	叶酸
397 千焦/千克体重（非母乳喂养加20%）	1.5~3克/千克体重	占总能量的40%~50%	2 毫克烟酸当量	85 微克叶酸当量
维生素 A	维生素 B₁	维生素 B₂	维生素 B₆	维生素 B₁₂
400 微克视黄醇当量	0.2 毫克	0.4 毫克	0.1 毫克	0.4 微克
维生素 C	维生素 D	维生素 E	钙	铁
40 毫克	10 微克	3 毫克 α-生育酚当量	300 毫克	0.3 毫克
锌	硒	镁	磷	碘
1.5 毫克	15 微克	30 毫克	150 毫克	40 微克

营养来源

辅食 10%

90% 母乳与配方乳

需重点补充的营养素

→ 铁

宝宝长到5~6个月时，由于生长发育速度加快，铁的需要量也相对增大，易发生缺铁性贫血，应重点补充铁。

→ 钙

大部分宝宝在6个月大时开始萌出乳牙，此时应重点给宝宝补充钙，以促进其骨骼和牙齿的正常生长发育。

2 可以让宝宝开始吃辅食的条件

新妈妈们总是困惑，到底该什么时候给宝宝添加辅食呢？4个月？5个月？6个月？其实，对于什么时候给宝宝添加辅食，只需要满足以下条件即可。

↳ 月龄在5~6个月。辅食添加过早会增加孩子消化系统的负担，使其出现对辅食的不耐受，甚至腹泻和过敏；而添加过晚又会导致宝宝营养不良，所以在5~6个月的时候添加辅食较适宜。

↳ 能自主控制头部、坐稳。这两个方面能保证食物进入宝宝口中后不会再溢出，方便宝宝吞咽。

↳ 看到别人吃饭时，会流露出想吃的欲望。当大人进食时，宝宝张开嘴或咀嚼，说明宝宝有进食的欲望，且证明口腔周围肌肉发育良好，宝宝已经为添加辅食做好了准备。

↳ 不会对伸进嘴里的勺子产生抗拒。当宝宝挺舌反射逐渐减弱，能接受勺子进入口中，此时便可以添加辅食了。

↳ 身体无恙。宝宝生病会影响消化能力，此时添加辅食会增加宝宝的胃肠负担，并且会使宝宝对进食产生抗拒心理。

3 5~6个月宝宝吃辅食的特点

5~6个月的宝宝才刚开始接触辅食，此时要根据宝宝的特点来安排辅食，切不可一蹴而就，影响宝宝对辅食的兴趣。

宝宝的口腔发育

此时的宝宝唾液分泌增多，唾液中淀粉酶含量也增加，有利于消化食物，为添加辅食打下了基础。宝宝虽然已经开始萌发乳牙，但切割咬嚼能力差，需要经过训练才能学会，而且舌头只会前后运动，当糊状的食物进入宝宝口腔后，宝宝仅能通过闭嘴和舌头向后运动的过程吞咽食物。所以，开始给宝宝的辅食应该是顺滑的流质或黏稠的泥糊状。待宝宝能熟练地吞咽食物后，就可以开始锻炼宝宝用下颚肌上下运动并由舌头协助搅翻食物的能力。

宝宝吃辅食的方法

在此阶段给宝宝喂食，应重点训练宝宝吞咽食物的能力，不用严格要求宝宝应吃下多少辅食。妈妈可以试着用小汤匙喂食，开始时只喂约1/4小匙，等宝宝适应辅食后再逐渐增加喂食的分量，慢慢增加到1小匙，几天后再喂2小匙。如果宝宝没有出现异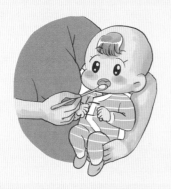常反应，便可以隔2天增加1次喂食量。宝宝满6个月后，可以每天进食2次辅食，一次的进食量为成人汤匙的4～5匙。为了避免宝宝产生紧张情绪，在开始喂食辅食时可以采用像喂奶一样的抱姿；然后用汤匙轻轻碰触宝宝的下唇；待宝宝张口后，将汤匙保持水平，轻轻放于宝宝的下唇上；待宝宝上唇下落阖上，食物进入口中时，再慢慢将汤匙抽出。

 可接受的食物形态

此阶段开始，宝宝可以接受的食物形态与顺滑而又略黏稠的酸奶类似，不能有结块，也不能太干。到此阶段的后期，宝宝完全适应吞咽食物后，要逐渐减少食物中的水分，将食物做成像蛋黄酱一样的黏稠状。如果食物本身并不像芡汁一样顺滑，可以利用米汤或者淀粉勾芡加工。

食物形态举例：

	富含热量的食物（主食）	富含维生素和矿物质的食物	富含蛋白质的食物
5个月	米粥	胡萝卜	鱼
6个月	米粥	胡萝卜	鱼

4 　5～6个月宝宝的喂养指南

这一阶段的喂养目的是让宝宝熟悉并适应辅食，因此一定要循序渐进。刚接触辅食的宝宝，辅食一定要以单一、少量、顺滑、方便吞咽为选择要点。

喂辅食要循序渐进

宝宝的第一口辅食，最好先稀释，待宝宝肠胃适应后，再慢慢增量。宝宝通常在还没学会吞咽的阶段，进食都应先以水糊状的食物为主，然后随着月龄增长或以宝宝的反应来逐渐作调整。这主要是因为宝宝的咀嚼和消化功能尚未发育完全，不能充分消化和吸收食物中的营养，所以要根据宝宝的月龄，烹调细、软、烂的辅食给他吃。

保持愉快的心情

初期给宝宝吃辅食，不在于吃的分量多寡。父母不要因为担心宝宝吃得比同龄人少，而强迫宝宝进食，这样会造成宝宝反感，以后等宝宝想到吃东西，可能就会有厌恶的念头与负面反应。因此，在让宝宝练习吃辅食的过程中，双方都要保持愉快的心情。

先喂辅食再喂奶

每次喂食辅食的时间应该安排在两次母乳或配方乳之前，先吃辅食，紧接着喂奶，让宝宝一次吃饱。如果喂完辅食后，宝宝不想喝奶，不须强喂。喂辅食的时间最好控制在15～20分钟。

经常检查宝宝的大便

刚出生的宝宝一直是纯乳喂养，此时突然接触其他食物难免发生一些改变，因此需要留心观察。应该特别留意宝宝大便的状态，以此来判断宝宝对食物的消化和吸收情况。如果大便比吃纯乳的时候还要稀，而且排便次数增加，就应该将辅食减量。

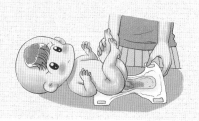

5　喂食量与喂食时间分配

宝宝月龄	第 5 个月	第 6 个月
哺乳次数	4～6 次 / 天	4～6 次 / 天
每次哺乳量	母乳或配方乳 150～200 毫升 / 次	母乳或配方乳 150～200 毫升 / 次
辅食次数	1 次 / 天	2 次 / 天
每次辅食量	无固定，适量	60～100 毫升
辅食质地	10 倍粥	8 倍粥

能开始过渡到下一阶段（7～8个月）的标准

→　可以闭着嘴咀嚼水分少、黏稠的辅食。

→　主食加菜肴，每次都能吃下宝宝专用碗装的半碗食物。

→　无论是一天一顿辅食还是两顿辅食都能开心吃。

一天的饮食时间表（范例）				
6:00	10:00	14:00	18:00	22:00

母乳或配方乳

辅食

注意：5个月时
该时间点不喂
辅食

6　宝宝喂养评价

第 5 个月

项目	正常发育指标	补充说明
体重	男宝宝体重均值为 7.76 千克，女宝宝为 7.16 千克，每周增加 120 ~ 200 克，一个月增长 500 ~ 800 克	男宝宝体重低于 6.20 千克或高于 9.45 千克，女宝宝体重低于 5.85 千克或高于 8.76 千克，为体重过低或过高
身长	男宝宝身高均值为 65.70 厘米，女宝宝身高均值为 64.20 厘米，平均一个月可增长 2 ~ 3 厘米	男宝宝身高低于 61.10 厘米或高于 70.00 厘米，女宝宝身高低于 60.10 厘米或高于 68.50 厘米，为身高过低或过高
尿便	平均每天排尿 18 次左右，大便每天 1 ~ 4 次或 2 天 1 次	排尿或排便的次数过多或过少、颜色不正常等为异常情况
睡眠	平均每天总睡眠时间为 15 ~ 16 小时，白天小睡 2 ~ 3 次	混合、人工喂养的宝宝后半夜不吃奶，若频繁醒来，疑为睡眠质量差
乳牙	一部分宝宝开始有乳牙萌出，先从下乳牙开始，长出 0 ~ 1 颗	一般宝宝长牙时都会有发烧、流口水、吐泡泡、爱哭闹等症状

第 6 个月

项目	正常发育指标	补充说明
体重	男宝宝体重均值为 8.32 千克，女宝宝为 7.65 千克，每周增加 120 ~ 200 克，一个月增长 500 ~ 800 克	男宝宝体重低于 6.63 千克或高于 10.19 千克，女宝宝体重低于 6.20 千克或高于 9.34 千克，为体重过低或过高
身高	男宝宝身高均值为 67.80 厘米，女宝宝身高均值为 66.10 厘米，平均一个月可增长 2 厘米	男宝宝身高低于 63.20 厘米或高于 72.30 厘米，女宝宝身高低于 61.80 厘米或高于 70.40 厘米，为身高过低或过高
尿便	平均每天排尿 16 次左右，大便每天 1 ~ 4 次	需细心留意宝宝排尿或排便的次数、颜色等
睡眠	平均每天总睡眠时间为 15 ~ 16 小时，晚上八九点睡觉，一觉睡到早晨五六点	上半夜（24 点左右）和下半夜（4 点左右）可能会各醒来一次喝奶
乳牙	从下乳牙开始，长出 0 ~ 2 颗乳牙	有的宝宝没有乳牙萌出，是正常的

三、7～8个月：让宝贝适应用舌头捣碎食物

宝宝7～8个月大时，可以稳稳地坐着了，舌头也能上下、前后地运动。让宝宝练习用舌头搅碎食物，并适应这种进食的方式，是妈妈这阶段需要做的事情。

1 7～8个月宝宝每日营养需求

能量	蛋白质	脂肪	烟酸	叶酸
397千焦/千克体重（非母乳喂养加20%）	1.5～3克/千克体重	占总能量的35%～40%	3毫克烟酸当量	80微克叶酸当量
维生素A	维生素B₁	维生素B₂	维生素B₆	维生素B₁₂
400微克视黄醇当量	0.3毫克	0.5毫克	0.3毫克	0.5微克
维生素C	维生素D	维生素E	钙	铁
50毫克	10微克	3毫克α–生育酚当量	400毫克	10毫克
锌	硒	镁	磷	碘
5毫克	20微克	70毫克	300毫克	50微克

营养来源

辅食 20%

80% 母乳与配方乳

需重点补充的营养素

→ 蛋白质

肉、鸡、鱼等均富含优质蛋白质，可以把这些做成宝宝能吃的辅食，有助于宝宝的智力发育。

→ 碳水化合物

这时期宝宝的身高和体重会大幅增加，碳水化合物所提供的热量至关重要。给宝宝的主食量一定要足够。

2 7~8个月宝宝吃辅食的特点

宝宝经过辅食添加第一阶段的适应，其消化能力也在稳步增长，宝宝能接受的辅食种类逐渐多了起来，此阶段的辅食特点又有了新的变化。

用舌头和上颚捣碎辅食

进入7个月之后，宝宝的舌头除了可以前后运动之外，还可以进行上下运动。在这个时期，宝宝通过运用舌头和上腭的挤压将食物捣碎，然后咽下食物。同时这个阶段的目标是，在小孩通过舌头捣碎食物的过程中让唾液与食物混合，并且使宝宝在进食的过程中体验到食物的味道。

宝宝吃辅食的方法

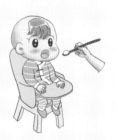

此阶段喂食宝宝的勺子最好近乎扁平。喂食时，用勺子轻触宝宝下唇，当宝宝闭嘴将食物含入口中后，将勺子水平从宝宝口中抽出。确认宝宝经过几秒钟的咀嚼并将食物完全咽下后，再喂下一勺。若此阶段的宝宝能凭自己的力量坐起来，就可以将宝宝放入婴儿椅中喂食，这样便于舌头和上腭发力。

可接受的食物形态

宝宝7个月大时开始长出牙齿，此时可以吃些半固体形态的辅食了，例如看得见颗粒的粥状食物。8个月时，可以增加颗粒大小和食物硬度，以能让宝宝用舌头磨碎为原则。

食物形态举例：

	富含热量的食物（主食）	富含维生素和矿物质的食物	富含蛋白质的食物
	米粥	胡萝卜	豆腐
7~8个月			

7～8个月宝宝的喂养指南

宝宝7～8个月大时，随着牙齿的萌出，开始步入蠕嚼期，可以尝试更多种类的辅食。在喂养过程中，根据宝宝的发育特点添加辅食，可以让宝宝吃得更香，长得更棒。

让宝宝习惯辅食由软变硬的过程

从吞咽期的米汤、米糊开始，随着宝宝慢慢长大、开始出牙、可以用舌头和牙齿搅碎食物后，就可以尝试更多种类的辅食。妈妈可以逐渐增加给宝宝的辅食的浓稠度了，例如可以准备如同豆腐或果冻般硬度的块状食物，或将蛋黄、胡萝卜、鱼肉、鸡胸肉等食材做成厚厚的果酱状，尝试喂宝宝吃，同时仔细观察他的进食情况和咀嚼反应能力，适时调整辅食的硬度，让宝宝慢慢习惯由软变硬的过程。这样既能锻炼宝宝的咀嚼能力，又可以满足营养需求。

喂食分量依宝宝需求决定

7～8个月大的宝宝吃辅食，主要是训练宝宝使用上颚和舌头来咀嚼，以提升宝宝咀嚼的能力，同时也能增加饱足感，减少宝宝喝奶的量。这个时期宝宝想吃多少辅食就给多少，不用特别限定宝宝吃辅食的分量。一天可以固定喂食宝宝两餐的辅食，如果宝宝一餐吃的分量很多，则可以慢慢改为一天喂三餐。

为辅食添加一点味道

与上一阶段的辅食添加相比，此时的辅食可以有点味道了，但味道浓度应为成人食物的十分之一左右，不可以太高，也不能太低，太高会使宝宝的口腔和消化系统无法承受，太低则不能引起宝宝进食的兴趣。除了之前的水果和蔬菜泥、蛋黄泥之外，像鸡胸肉、三文鱼等肉类都可以给他尝试，使辅食口味更丰富。

让宝宝专心吃饭

妈妈最好让宝宝在固定的地点、时间吃饭，让他慢慢形成吃饭的概念，并养成专心吃饭的良好习惯。不要一边吃一边玩，或者一边吃一边看电视，也不要在喂宝宝时和宝宝说太多的话，或和其他家庭成员聊天。

为感兴趣的宝宝准备小匙和碗

当在给宝宝喂辅食时，宝宝对小匙表现出兴趣，妈妈可以去母婴用品店给宝宝买专门的餐具，引导宝宝使用小匙。妈妈可以表演吃辅食的动作，让宝宝模仿，让宝宝自己尝试吃辅食。

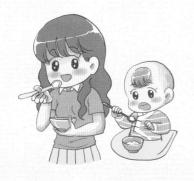

将食物咀嚼后再下咽

在这个阶段，宝宝很有可能不咀嚼就直接将食物咽下去，这是非常危险的。如果出现不咀嚼就往下咽的情况就要注意喂养方法和食物的软硬度。如果喂食的频率太高，宝宝来不及将口中的食物咀嚼，这样就会让宝宝直接将食物下咽；如果食物太硬，宝宝咀嚼费力，也会使宝宝将口中之物直接下咽。在喂养时需要确认宝宝将食物嚼碎咽下之后再喂第二勺，食物的软硬度要在此阶段宝宝能接受的范围内。

经常检查宝宝进食后的状态

如果宝宝稍微发热或腹泻，只要症状不严重，饭量正常，就可以跟平常一样进行辅食喂养。腹泻表明消化能力下降，因此要尽量避免蛋白质食物，最好准备容易消化的粥或蔬菜。另外，如果婴儿根本不吃辅食，就不要勉强了。重新开始喂辅食时，应该从头开始，不要急于添加新的辅食种类。

4 喂食量与喂食时间分配

宝宝月龄	第7个月	第8个月
哺乳次数	3 ~ 4次/天	3次/天
每次哺乳量	母乳或配方乳 180 ~ 210毫升/次	母乳或配方乳 180 ~ 210毫升/次
辅食次数	2次/天	2次/天
每次辅食量	80 ~ 120毫升	100 ~ 120毫升
辅食质地	5倍粥	5倍粥

能开始过渡到下一阶段（9~11个月）的标准

→ 可以咀嚼软硬程度如豆腐的块状物。

→ 吃辅食时每次能吃下宝宝专用碗装的一碗食物。

→ 吃香蕉薄片时，能做出用牙龈咬碎香蕉的动作。

一天的饮食时间表（范例）					
6:00	10:00	12:00	14:00	18:00	22:00

注意：7个月时
不喂果汁

 母乳或配方乳　　 辅食　　 果汁

5　宝宝喂养评价

第 7 个月

项目	正常发育指标	补充说明
体重	男宝宝体重均值为 8.75 千克，女宝宝为 8.13 千克，平均每周增长 100 克，每月增长 500 克	男宝宝体重低于 7.00 千克或高于 10.91 千克，女宝宝体重低于 6.54 千克或高于 10.10 千克，为体重过低或过高
身长	男宝宝身高均值为 69.80 厘米，女宝宝身高均值为 68.10 厘米，平均一个月可增长 2 厘米	男宝宝身高低于 65.20 厘米或高于 74.50 厘米，女宝宝身高低于 63.60 厘米或高于 72.60 厘米，为身高过低或过高
尿便	平均每天排尿 16 次左右，每天排大便 1 ~ 3 次	添加辅食后尿便颜色会有所加深，不需要过多干预
睡眠	平均每天总睡眠时间为 15 ~ 16 小时，白天小睡 2 ~ 3 次	宝宝能够来回翻滚和移动身体了，妈妈要注意宝宝睡觉时的安全
乳牙	大多数宝宝下乳牙萌出 2 颗，有的宝宝上乳牙也开始露头	宝宝出牙时牙龈会痒，妈妈可以给他准备磨牙棒玩耍

第 8 个月

项目	正常发育指标	补充说明
体重	男宝宝的体重均值为 9.25 千克，女宝宝为 8.63 千克，一个月平均增长 300 ~ 500 克	男宝宝体重低于 7.50 千克或高于 11.41 千克，女宝宝体重低于 7.04 千克或高于 9.60 千克，为体重过低或过高
身高	男宝宝身高均值为 70.20 厘米，女宝宝身高均值为 69.10 厘米，平均一个月可增长 1 ~ 1.5 厘米	男宝宝身高低于 67.10 厘米或高于 72.0 厘米，女宝宝身高低于 65.10 厘米或高于 74.50 厘米，为身高过低或过高
尿便	平均每天排尿 15 次左右，每天排大便 1 ~ 3 次	随着辅食种类的增加，大便颜色、性状会有所改变
睡眠	平均每天总睡眠时间为 15 ~ 16 小时，白天小睡 2 ~ 3 次	混合、人工喂养的宝宝后半夜不吃奶，若频繁醒来，疑为睡眠质量差
乳牙	乳牙数 2 ~ 4 颗，上乳中切牙 2 颗，下乳中切牙 2 颗	不是所有的宝宝都有乳牙萌出

四、9～11个月：让宝贝练习用牙龈嚼碎食物

宝宝长到9～11个月时，咀嚼能力越来越强，妈妈可以试着让他练习用牙龈嚼碎食物，不仅可以锻炼他的牙齿功能，也有利于辅食的多样化添加。

1 9～11个月宝宝每日营养需求

能量	蛋白质	脂肪	烟酸	叶酸
397 千焦 / 千克体重（非母乳喂养加 20%）	1.5 ~ 3 克 / 千克体重	占总能量的 35% ~ 45%	3 毫克烟酸当量	80 微克叶酸当量
维生素 A	维生素 B₁	维生素 B₂	维生素 B₆	维生素 B₁₂
400 微克视黄醇当量	0.3 毫克	0.5 毫克	0.3 毫克	0.5 微克
维生素 C	维生素 D	维生素 E	钙	铁
50 毫克	10 微克	3 毫克 α - 生育酚当量	500 毫克	10 毫克
锌	硒	镁	磷	碘
8 毫克	20 微克	70 毫克	300 毫克	50 微克

营养来源

母乳与配方乳 30%

70% 辅食

需重点补充的营养素

→ 锌

这一阶段的宝宝辅食需求更丰富，适量补充锌，能促进消化和新陈代谢，有利于宝宝的快速发育。

→ 维生素C

维生素C有助于红细胞、骨骼和组织的形成和修复，可帮助乳牙萌出的宝宝保持牙龈健康，增强免疫力。

2 9～11个月宝宝吃辅食的特点

此时宝宝进入细嚼期，牙齿萌出越来越多，能吃的辅食也越来越多。此时的宝宝喜欢吃比较有口感的辅食，并且让宝宝学习自己吃辅食是这个时期的主要目的。

利用牙龈嚼碎辅食

宝宝9～11个月大时，口唇部的肌肉开始发育，舌头不仅可以前后、上下活动，还能左右活动，一旦遇到无法用舌头和上腭搅碎的食物，宝宝会将其送到嘴巴的左右两侧，用牙龈嚼碎之后再吞咽下去。所以妈妈可以为宝宝选择一些能用牙床磨碎的食物，促进咀嚼肌发育和牙齿的萌出。

宝宝吃辅食的方法

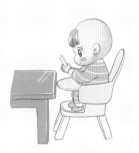

此阶段的宝宝自己吃饭的意识会增强，要准备一些便于宝宝抓取的食物，宝宝可以凭借手的触感对食物产生直接的认识，不必阻止。吃饭时，宝宝仍需使用婴儿座椅，为了方便宝宝用手取食物，微微前倾的姿势是比较合适的。

可接受的食物形态

宝宝长到9～11个月大时，所吃的辅食可以从半固体形态过渡到固体形态了，最好提供一些比之前稍硬一点、体积大一些的食物。食物硬度以宝宝能用牙龈嚼碎为原则，如果妈妈不好掌握的话，以香蕉为标准即可。

食物形态举例：

	富含热量的食物（主食）	富含维生素和矿物质的食物	富含蛋白质的食物
	米粥	胡萝卜	豆腐
9～11个月			

3　9～11个月宝宝的喂养指南

9～11个月大的宝宝处于细嚼期，咀嚼动作越来越熟练。妈妈在喂养时应将重点放在固体辅食上，为宝宝提供稍硬的食物，同时培养宝宝良好的饮食习惯，为孩子以后自己吃饭做好准备。

每天3顿辅食

这个时期的宝宝，吃辅食次数由原来的一天两次，逐渐过渡到一日三顿，吃早饭、午饭和晚饭的时间逐渐也可以和大人同步了。为了不打乱建立起来的生活节奏，妈妈应慢慢调整宝宝用餐的时间，使他逐渐适应这一饮食规律。

固定用餐时间

宝宝现在正是好奇的时候，对周围的事物非常感兴趣，吃饭时难免会边吃边玩，妈妈需及时纠正，切不可放任宝宝养成不良饮食习惯。可以给他示范吃饭要专心，也可以让宝宝和大人一起用餐，将用餐时间规定在30分钟以内，吃饭时尽量少说话。

饮食营养要均衡

宝宝渐渐长大，消化功能大大增强，能吃的食物种类也日益丰富，妈妈在为宝宝制作和提供辅食时，应注重营养均衡，尽可能为他提供包括肉类、蛋类、鱼类、新鲜水果和蔬菜以及谷物等多种食材在内的食谱，全面营养素的供给能让宝宝的生长发育更快速，也更健康。

让辅食造型多变

随着宝宝辅食种类的增多，大多数宝宝可能会出现挑食、偏食的现象，此时妈妈一定要及时纠正，可以通过改变食物的外观，如将辅食摆出海豚、小兔子等造型，以引起宝宝吃辅食的兴趣。

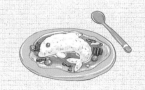

可以再次尝试会过敏的食材

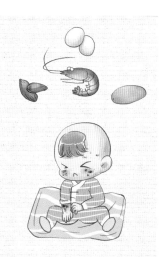

比较容易诱发过敏的食材有草莓、芒果、小麦制品、蛋白类、坚果类、花生和带壳海鲜等，但每个宝宝的过敏原不同，要靠爸爸妈妈细心地观察和耐心地记录才能发现。在宝宝不足9个月之前，消化道黏膜保护功能和免疫系统发育不成熟，而宝宝10个月之后，肠胃功能趋于成熟，许多容易引起过敏的食材，也较不易诱发宝宝的过敏反应了，因此可以让宝宝再次尝试之前吃了会过敏的食材，看看是否还会过敏。

尝试在辅食中添加少许油和盐

这一阶段的宝宝肠胃系统功能比之前完善了许多，妈妈在给宝宝准备和制作辅食时，可以添加少许食用油和盐，让宝宝吃得更香。但是要注意千万不能加太多，一点点就足够，以免增加宝宝消化系统的负担，导致身体无法及时排出多余的调料，而影响发育。

不阻止宝宝用手抓食物

宝宝长到9～11个月时，会尝试用手去抓取食物，甚至拿着食物玩耍并把餐桌弄得乱七八糟。面对此种情况妈妈肯定很苦恼，但此时的宝宝正处在从"被喂食"到"主动吃"的角色转换中，妈妈要尊重宝宝想自己吃的想法，不要一味斥责宝宝，妈妈可以多制作一些方便宝宝用手抓着吃且不会四处散乱的辅食，如焯熟的蔬菜条和迷你饭团等。此外，还可以采取一些应对脏乱的对策，如预先在地板上铺一张纸等。无论是用手抓还是使用宝宝餐具进食都能锻炼宝宝用眼睛确认食物、用手抓取食物、将食物送入嘴中的运动协调能力，此外，咀嚼能力也可以得到进一步的提升，还能增加宝宝对辅食的兴趣。

4 喂食量与喂食时间分配

宝宝月龄	第 9 个月	第 10 个月	第 11 个月
哺乳次数	3 ~ 4 次 / 天	3 次 / 天	3 次 / 天
每次哺乳量	母乳或配方乳 180 ~ 210 毫升 / 次	母乳或配方乳 210 ~ 240 毫升 / 次	母乳或配方乳 210 ~ 240 毫升 / 次
辅食次数	3 次 / 天	3 次 / 天	3 次 / 天
每次辅食量	80 ~ 120 毫升	120 ~ 180 毫升	120 ~ 180 毫升
辅食质地	5 倍粥	可用牙床咀嚼，类似香蕉的硬度，稍微倾斜不能滴下来的粥	

开始能过渡到下一阶段（12 ~ 18个月）的标准

→ 一日三餐都能好好地吃饭。

→ 如香蕉般软硬的食物，可以用牙咬碎。

→ 有时自己用手抓着吃。

一天的饮食时间表（范例）

	5:00	10:00	12:00	14:00	18:00	22:00
9 个月						

	7:30	10:00	12:30	15:00	18:30	22:00
10 ~ 11 个月						

 母乳或配方乳　　 辅食　　 点心　　 果汁

5　宝宝喂养评价

第 9 个月

项目	正常发育指标	补充说明
体重	男宝宝的体重均值为 9.35 千克，女宝宝为 8.74 千克，一个月平均增长 300 ~ 500 克	男宝宝体重低于 7.58 千克或高于 11.52 千克，女宝宝体重低于 7.06 千克或高于 11.00 千克，为体重过低或过高
身长	男宝宝身高均值为 72.60 厘米，女宝宝身高均值为 71.10 厘米，平均一个月可增长 1 ~ 1.5 厘米	男宝宝身高低于 67.90 厘米或高于 77.60 厘米，女宝宝身高低于 66.30 厘米或高于 76.00 厘米，为身高过低或过高
尿便	平均每天排尿 15 次左右，每天排大便 1 ~ 3 次	摄入颗粒状和固体食物后，可随大便原状排出，妈妈不必担心
睡眠	平均每天总睡眠时间为 14 ~ 15 小时，白天小睡 2 ~ 3 次	白天的小睡分为晨起、午睡和傍晚小睡
乳牙	乳牙数 2 ~ 4 颗	可给宝宝准备磨牙的辅食

第 10 ~ 11 个月

项目	正常发育指标	补充说明
体重	男宝宝的体重均值为 9.92 千克，女宝宝为 9.28 千克，一个月平均增长 300 ~ 400 克	男宝宝体重低于 8.08 千克或高于 12.20 千克，女宝宝体重低于 7.56 千克或高于 11.32 千克，为体重过低或过高
身高	男宝宝身高均值为 75.50 厘米，女宝宝身高均值为 73.80 厘米，平均一个月可增长 1.0 ~ 1.5 厘米	男宝宝身高低于 70.70 厘米或高于 80.30 厘米，女宝宝身高低于 68.70 厘米或高于 79.30 厘米，为身高过低或过高
尿便	平均每天排尿 15 次左右，每天排大便 1 ~ 3 次	基本固定了排尿和排便的习惯
睡眠	平均每天总睡眠时间为 14 ~ 15 小时，白天小睡 2 ~ 3 次	多数宝宝后半夜不会醒来
乳牙	乳牙数 4 ~ 6 颗	13 个月以前绝大多数宝宝都会萌出乳牙

五、12～18个月: 让宝贝学着自己吃饭

宝宝满一周岁之后,妈妈就可以让他学着自己吃饭了,给他准备好儿童专用餐具和餐椅,让他和爸爸妈妈一起进餐,可以增进亲子感情,实在是一件惬意的事情。

1 12～18个月宝宝每日营养需求

能量	蛋白质	脂肪	烟酸	叶酸
438 千焦 / 千克体重(非母乳喂养加 20%)	3.5 克 / 千克体重	占总能量的 35% ～ 40%	6 毫克烟酸当量	150 微克叶酸当量
维生素 A	维生素 B_1	维生素 B_2	维生素 B_6	维生素 B_{12}
400 微克视黄醇当量	0.6 毫克	0.6 毫克	0.5 毫克	0.9 微克
维生素 C	维生素 D	维生素 E	钙	铁
60 毫克	10 微克	4 毫克 α－生育酚当量	600 毫克	12 毫克
锌	硒	镁	磷	碘
9 毫克	20 微克	100 毫克	450 毫克	50 微克

营养来源

母乳与配方乳 25%

75% 辅食

需重点补充的营养素

→ 钙

这一阶段的宝宝由于活动量大、生长发育快,因此需重点补充钙,以满足身体的需求。可以给宝宝吃点鱼肝油。

→ 维生素A

维生素A是有益于视力发育的重要营养素之一,随着宝宝的长大,可以在辅食中添加胡萝卜、猪肝等食材。

2　12～18个月宝宝吃辅食的特点

宝宝长到12～18个月大时，具备了一定的咀嚼能力，可以接受一些成形的固体食物，但食物质地还是要以细、软、烂为主。

可以自由咀嚼食物

这个阶段的宝宝已经能做出丰富的面部表情，口腔的咀嚼力也在不断增强，但是其咀嚼能力还远远不够。这个时期，应让宝宝掌握通过改变咀嚼方法吃下不同形状和口感的食物的调整能力，可以将各种各样的食材用于辅食制作中，同时让宝宝逐渐适应一日三餐的饮食习惯，为完全断奶做好准备。

宝宝吃辅食的方法

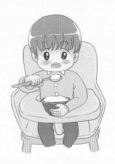

12～18个月的宝宝自己吃饭的能力会不断提高，自己抓饭吃的动作也会越来越熟练。宝宝吃饭时妈妈可以在一旁辅助，帮助宝宝使用勺子。此时，要让宝宝坐在婴儿椅中进食，避免宝宝吃饭乱跑，不专心进食。

可接受的食物形态

由于不同食物的形状和口感各不相同，为了让宝宝掌握按照食物的硬度、形状改变咀嚼方法的调整能力，妈妈应让宝宝广泛尝试多种食材，同时尽量将食物颜色搭配得丰富一些，将食物造型做得可爱一些，增加宝宝的进食兴趣。

食物形态举例：

	富含热量的食物（主食）	富含维生素和矿物质的食物	富含蛋白质的食物
	米粥	胡萝卜	鸡蛋
12～18个月			

3 12 ~ 18个月宝宝的喂养指南

锻炼宝宝的咀嚼和吞咽能力，顺利完成断奶是这个时期辅食喂养的重点。虽然宝宝可以尝试更多的味道和不同的食材，但妈妈仍有很多细节需要留心，才能让宝宝茁壮成长。

让宝宝的用餐时间逐渐向成人靠拢

从这个时期开始，宝宝可以按照成年人的用餐时间按时吃早饭、中饭和晚饭了。但是宝宝的胃与成年人的胃不同，容量很小，如果一日提供三餐辅食可能无法满足能量需求，而一次吃太多又很容易造成宝宝积食，影响食物的正常吸收和身体健康发育。为此，建议妈妈给宝宝采取少食多餐的饮食原则，除了正餐外，可以在上午和下午各增加一次点心，如果早饭吃得较晚，可以只在下午喂一次点心，但要注意种类和数量，最好不要影响吃正餐。

给予宝宝健康的零食

在这个时期，宝宝的零食比重比较大，因此零食应该与主食一样，也要注意保持健康和营养。如给宝宝的零食应坚持少油低糖的原则，因为宝宝年纪尚小，肠胃功能远不如大人完善，如果所吃的零食过于重口，会影响身体的消化吸收和健康成长。如果是喂水果，最好是在喂完奶或者吃完饭之后再喂，因为大部分水果含糖量较高，会影响宝宝的食欲。另外，宝宝的认知能力和精细动作进一步发育，能很好地抓握东西了，因此，妈妈最好给宝宝提供方便抓握的零食，如手指饼干、水果干等，以锻炼他的手部力量。

宝宝可以尝试更多的味道了

随着宝宝牙齿的进一步发育和肠胃系统的完善，妈妈可以尝试给宝宝吃更多种类的食物，调味料也可以适当多一些了，让宝宝尝试更多的味道，并爱上辅食，这也是培养宝宝良好的饮食习惯、促进宝宝身体健康成长的重要条件。

挑选宝宝喜欢的餐椅、餐具

宝宝可以和大人一样吃饭了，但是餐椅和餐具有一定的讲究，妈妈可以去商场购买专门的儿童餐椅、餐具，买的时候带上宝宝，挑选他喜欢的类型，同时听取商家的意见，综合选购适合宝宝的用具。

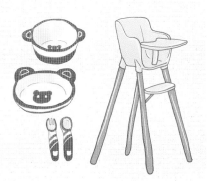

及时纠正挑食、偏食的习惯

宝宝一旦出现挑食、偏食等不良饮食习惯，妈妈要及时纠正，以免影响宝宝的身体发育。宝宝如果拒绝吃特定的食物，就应该改变其制作方法，如将宝宝不喜欢吃的食物煮烂，然后掺杂在宝宝喜欢吃的食物里面，让宝宝不知不觉吃下去。另外，宝宝不喜欢吃的食物，妈妈可以隔段时间再次喂食，如果宝宝还是不喜欢吃，则可以用与之营养接近的其他食材代替。

继续喝奶

断奶意味着孩子已经不用依赖母乳，能够从其他食品中获得营养了，这些食品也包括了牛奶、奶粉和酸奶等。宝宝在 1 ~ 3 岁之间，咀嚼和消化能力还是比不上成年人，因此特别需要一些营养价值高、消化吸收容易的食品，而奶制品就是能满足这种需求的食品。如果一点儿不碰奶制品，宝宝很难得到足够多的钙，也有缺乏维生素 B_2 和维生素 A、维生素 D 的风险。

4 喂食量与喂食时间分配

宝宝月龄	第 12 ~ 15 个月	第 16 ~ 18 个月
哺乳次数	2 ~ 3 次 / 天	2 次 / 天
每次哺乳量	配方乳或牛奶 210 ~ 240 毫升 / 次	配方乳或牛奶 250 毫升 / 次
辅食次数	3 次 / 天	3 次 / 天
每次辅食量	120 ~ 180 毫升	180 ~ 200 毫升
辅食质地	可用牙床咀嚼，类似香蕉的硬度	固体状

开始能过渡到下一阶段（19 ~ 36 个月）的标准

→ 能好好吃三顿饭，所需营养大部分从饭菜中摄取。

→ 可以先用前牙咬断食物，再用牙龈咬碎。

→ 如果能喝下 1 杯牛奶或配方乳，则更适合过渡到下一阶段。

一天的饮食时间表（范例）

7:30	10:00	12:30	15:00	18:30
辅食	点心 + 牛奶	辅食 + 牛奶	点心 + 牛奶	辅食

 牛奶　　 辅食　　 点心　　 果汁

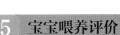

5　宝宝喂养评价

第 12 ~ 15 个月

项目	正常发育指标	补充说明
体重	男宝宝体重均值为 10.49 千克，女宝宝为 9.80 千克，平均一个月增长 300 克	本月男宝宝体重低于 8.55 千克或高于 12.86 千克，女宝宝体重低于 8.10 千克或高于 11.95 千克，为体重过低或过高
身长	男宝宝身高均值为 78.30 厘米，女宝宝身高均值为 76.80 厘米，平均一个月可增长 1 厘米左右	男宝宝身高低于 72.90 厘米或高于 83.60 厘米，女宝宝身高低于 71.90 厘米或高于 82.10 厘米，为身高过低或过高
尿便	平均每天排尿 12 ~ 15 次，每天排大便 1 ~ 2 次	一般晨起会排尿便
睡眠	平均每天总睡眠时间为 13 ~ 14 小时，白天小睡 1 ~ 2 次	午睡时间为 1.5 ~ 2 小时
乳牙	乳牙数 6 ~ 10 颗	此时如果仍无乳牙萌出，需就医

第 16 ~ 18 个月

项目	正常发育指标	补充说明
体重	男宝宝体重均值为 11.04 千克，女宝宝为 10.43 千克，平均一个月增长 300 克	本月男宝宝体重低于 8.90 千克或高于 13.51 千克，女宝宝体重低于 8.48 千克或高于 12.73 千克，为体重过低或过高
身高	男宝宝身高均值为 81.40 厘米，女宝宝身高均值为 80.20 厘米，平均一个月可增长 1 厘米	男宝宝身高低于 75.40 厘米或高于 87.20 厘米，女宝宝身高低于 74.80 厘米或高于 76.00 厘米，为身高过低或过高
尿便	平均每天排尿 12 ~ 15 次，排便 1 ~ 2 次	尿便逐渐形成了自己的规律
睡眠	平均每天总睡眠时间为 13 小时，白天小睡 1 ~ 2 次	午睡时间为 1.5 小时
乳牙	乳牙数 8 ~ 12 颗	此时如果仍无乳牙萌出，需就医

六、19 ~ 36 个月: 培养良好的进餐习惯

幼儿期是孩子锻炼基本生活能力，培养和巩固良好饮食习惯的重要时期。家长在给孩子准备营养丰富的食物的同时，也要注意让孩子保持良好的生活规律。

1 19 ~ 36 个月宝宝每日营养需求

能量	蛋白质	脂肪	烟酸	叶酸
480 ~ 501 千焦/千克体重	4 克/千克体重	占总能量的30% ~ 35%	6 毫克烟酸当量	150 微克叶酸当量
维生素 A	维生素 B_1	维生素 B_2	维生素 B_6	维生素 B_{12}
400 微克视黄醇当量	0.6 毫克	0.6 毫克	0.5 毫克	0.9 微克
维生素 C	维生素 D	维生素 E	钙	铁
60 毫克	10 微克	4 毫克 α–生育酚当量	600 毫克	12 毫克
锌	硒	镁	磷	碘
9 毫克	20 微克	100 毫克	450 毫克	50 微克

营养来源

点心、水果 15%

85% 辅食

需重点补充的营养素

→ 蛋白质

宝宝进入幼儿期，妈妈要为他多补充优质蛋白质，如鱼肉、豆腐、鸡蛋等，以提供身体发育所需的营养。

→ 膳食纤维

新鲜的蔬菜和水果中富含大量维生素和膳食纤维，可以为宝宝增加肠动力，减少便秘的发生。

2 19～36个月宝宝的饮食特点

　　19～36个月的宝宝口腔中会陆陆续续萌出乳牙，渐渐地可以跟大人一样咀嚼和吞咽食物。这时候宝宝能吃的食物种类不断增多，妈妈可以在辅食中加入更多种不同的食材，让宝宝有机会广泛尝试不同的食物。

开始咀嚼练习

　　大概在断奶结束时，小孩会萌生出第一颗臼齿，这时就可以开始"先用门牙咬断、再用臼齿咀嚼"的完整练习了。小孩2岁半～3岁半时，8颗臼齿都会长出，此时，口腔中牙齿才能真正咬合，并开始具有像成人一样的咀嚼能力。此时就可以用不同食材来锻炼孩子的咀嚼能力。

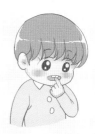

让宝宝自己学着吃饭

　　小孩自己用门牙咬断食物，再配合唇部活动将食物送进口中，然后不断调整一口吃下的食物的多少，慢慢找到适合自己的进食节奏。所以，这一时期妈妈不应该再喂小孩吃饭，而是让小孩子自己吃。

　　习惯了用手抓取食物之后，就可以让小孩练习使用勺子了，并使他能够熟练运用。不用急着让孩子用筷子吃饭，当小孩的手指发育到一定程度，如能够正确抓握铅笔后（3岁之后），再让小孩进行练习即可，否则孩子可能会养成不好的习惯。

可接受的食物形态

　　这一阶段进食的食物需要小孩用门牙切断再用臼齿嚼碎。为了不让孩子将整块食物都塞进嘴里，妈妈应注意将食物切成扁平的薄片。在处理纤维较多的蔬菜时应煮得久一些，处理肉类时可以先改花刀再烹饪，以便宝宝咀嚼和吸收。

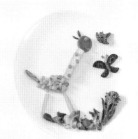

幼儿期养成的生活习惯会对小孩一生产生非常重要的影响。虽然这一阶段断奶已经结束，但是小孩子也不能突然接受大人的饮食，所以这是一个过渡的时期。另外，由于断奶结束后小孩的臼齿会不断萌生，所以这一时期也是锻炼用牙的好时机。牙齿越齐，能够吃的食物种类就越多。在这个阶段，妈妈不妨让孩子多尝试一些食材，以锻炼他们的适应能力。但是要注意，宝宝的味蕾非常娇嫩和敏感，不要给宝宝过度"厚味"的食品，如麻辣烫、油炸食品、咸菜、奶油甜点、巧克力等。这些食品会让宝宝对天然清淡的健康食品食不甘味。

培养宝宝良好的进餐习惯

让宝宝练习自己拿勺吃饭，自己拿着奶瓶子喝奶，自己拿着学饮杯喝水。

一定要让宝宝坐在固定的餐椅上，在餐桌旁进餐，不要让宝宝到处走着吃，妈妈决不能到处追着宝宝喂。

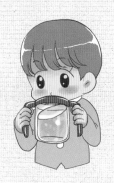

不让宝宝边看电视或边看书边吃饭，不让宝宝在吃饭时做与吃饭无关的事情。

吃饭的环境尽量安静，如果放音乐，要放优美轻松的音乐，周围人不要随意走动、大声喧哗。

如果宝宝和成人在一桌吃饭，不要对饭菜进行批评。

不在吃饭时教育和训斥宝宝，成人不在饭桌上争吵。

正餐与点心的关系

从体重上来说，幼儿每千克体重所需要的营养是成人的2～3倍。但幼儿的胃较小，单凭三餐吃饱并不能满足身体的需要，所以正餐之间的加餐成为了补充营养的重要途径。烤红薯、饭团等都是不错的选择。另外，随着孩子年龄增大喝奶会越来越少，为了孩子的健康成长，最好还是让他们有计划地多喝些牛奶。

吃新鲜、自然、丰富的食物

吃大地生长出来的自然食物，要比吃添加了防腐剂、调味品、食用色素、香料、味精、糖精、油脂、过多食盐等工业加工食品好得多。适当多吃含麦麸的面食，要比吃精细加工过的面粉更有利于健康。无论哪种食物，即使再高级、昂贵，也不可能提供人体所需的所有营养素。均衡营养，合理搭配是良好的饮食习惯。不能只让宝宝吃现成的辅助食品，应该给宝宝做新鲜可口的饭菜，让宝宝获取足够、优质的营养。

尊重宝宝对食物的品味

为宝宝烹调食物时，父母需要注意的一点是，不能因为宝宝只吃一点点就凑合，或用水煮一煮就给宝宝吃，或蒸熟了就喂给宝宝吃。吃对宝宝来说不仅仅是为了填饱肚子，他也要品尝食物的美味，也要观赏食物的色泽。父母不但要了解和照顾到宝宝的食量，还要懂得尊重宝宝对食物的品味。为了促进食欲，烹饪时要注意食物的色、味、形，提高宝宝就餐兴趣。

高盐、高油、高糖是"坏滋味"

有的妈妈说，宝宝喜欢吃咸味重的炒菜或者油多香甜的饭菜。这没有什么可奇怪的，没有人愿意吃没有任何味道的饭菜。问题是，宝宝的饮食习惯是爸爸妈妈后天培养的，幼儿不会要求妈妈在菜里多放些油和盐。妈妈喜欢吃这样的食品，总是做给宝宝吃，宝宝也就养成了这样的口味和饮食习惯。

吃过多的盐、油和糖对宝宝的健康是没有好处的。不要养成宝宝爱吃咸味、油腻、甜食的饮食习惯。要想让宝宝不偏食，爸爸妈妈首先得是不偏食的人。宝宝是否有健康的饮食习惯，是与爸爸妈妈的喂养分不开的，爸爸妈妈不但要给宝宝提供健康的饮食，自己也要吃健康的食物。

4　膳食结构与时间分配

宝宝月龄	膳食结构	时间分配
19 ~ 24 个月	每餐保证有谷物、蔬菜、肉蛋，其中，每天提供奶 1 种，蔬菜、谷物各 3 种，蛋 1 种，肉 1 ~ 2 种，水果 2 种，豆制品 1 种	每天 3 正餐 2 加餐，正餐可以和成人一同进行，用水果和奶制品加餐
25 ~ 30 个月	每天吃 10 ~ 15 种食物，其中，谷物 2 种，蔬菜 2 种以上，水果 2 种以上，蛋 1 种，肉 1 种以上，奶 1 种以上，豆制品 1 种	每餐时间以半小时左右为宜，培养固定就餐的习惯
31 ~ 36 个月	每天吃 15 种食物，每顿都要包含谷物、蔬菜、蛋肉，每天都要吃水果。每周吃水产品 2 ~ 3 次，动物肝 1 次，动物血 1 次	制定一周的食谱计划，合理搭配一日三餐

5　宝宝喂养评价

第 19 ~ 24 个月

项目	正常发育指标	补充说明
体重	男宝宝体重均值为 11.65 千克，女宝宝为 11.01 千克	男宝宝体重低于 9.37 千克或高于 14.33 千克，女宝宝体重低于 9.00 千克或高于 13.45 千克，为体重过低或过高
身长	男宝宝身高均值为 84.00 厘米，女宝宝身高均值为 82.90 厘米	男宝宝身高低于 78.30 厘米或高于 90.00 厘米，女宝宝身高低于 77.30 厘米或高于 89.20 厘米，为身高过低或过高
尿便	平均每天排尿 10 ~ 12 次，大便每天 1 ~ 2 次	如果出现尿便不正常，应及时就医
睡眠	平均每天总睡眠时间为 13 小时，白天小睡 1 ~ 2 次，约 2 ~ 3 小时	午睡时间为 1.5 ~ 2 小时
乳牙	乳牙数 10 ~ 16 颗	注意维护牙齿健康

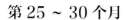

第 25 ~ 30 个月

项目	正常发育指标	补充说明
体重	男宝宝体重均值为 13.19 千克，女宝宝为 12.60 千克	男宝宝体重低于 10.60 千克或高于 16.15 千克，女宝宝体重低于 10.20 千克或高于 15.95 千克，为体重过低或过高
身长	男宝宝身高均值为 91.20 厘米，女宝宝身高均值为 89.90 厘米	男宝宝身高低于 84.00 厘米或高于 98.10 厘米，女宝宝身高低于 83.00 厘米或高于 97.80 厘米，为身高过低或过高
尿便	平均每天排尿 10 ~ 12 次，大便每天 1 ~ 2 次	有的宝宝已经能够控制尿便
睡眠	平均每天总睡眠时间为 12.5 小时，白天午睡 1 次	午睡时间为 1.5 ~ 2 小时
乳牙	20 颗	有的宝宝两岁半全部出齐，有的要等到 3 岁左右

第 31 ~ 36 个月

项目	正常发育指标	补充说明
体重	男宝宝体重均值为 14.28 千克，女宝宝为 13.73 千克	男宝宝体重低于 11.50 千克或高于 17.60 千克，女宝宝体重低于 10.93 千克或高于 17.20 千克，为体重过低或过高
身高	男宝宝身高均值为 95.40 厘米，女宝宝身高均值为 94.30 厘米	男宝宝身高低于 88.20 厘米或高于 102.80 厘米，女宝宝身高低于 87.00 厘米或高于 101.60 厘米，为身高过低或过高
尿便	平均每天排尿 8 ~ 10 次，大便每天 1 ~ 2 次	应帮助宝宝养成在固定时间内排便的好习惯
睡眠	平均每天总睡眠时间为 12.5 小时，白天午睡 1 次	午睡时间为 1.5 ~ 2 小时
乳牙	20 颗	如果 3 岁时乳牙还不到 20 颗，需要就医

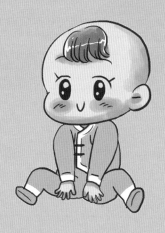

妈妈做的美食里包含着满满的爱，我要把这爱意大口大口地吃到肚子里！

3

Chapter

妈妈亲手做，
给宝宝准备爱心辅食

辅食里面有妈妈的味道，那是味蕾最初感受到的滋味。虽然宝贝还没有挑剔的味蕾，可妈妈丝毫不会马虎，从食物的选择、清洗、制作，以至不时添加些小创意，每一份用心，都是爱的表达。对于厨房新手妈妈来说，制作出兼具营养与颜值的辅食充满了各种挑战，但妈妈们只会勇往直前。当看到宝宝大口大口吃辅食的模样，成就感和自豪感也鼓励妈妈继续努力。爱子心切的妈妈们，跟我们一起学习辅食制作的方法，为宝宝用心做上几道辅食，让宝宝吃得香香，身体棒棒吧！

一、制作辅食前的准备工作

　　妈妈在为宝宝制作辅食前，需要进行一些准备工作，比如说选好制作工具、餐具、食材等。准备工作做得好，制作辅食时会轻松很多，也会让妈妈爱上给宝宝制作辅食。

1 选择合适的制作与保存工具

　　选择合适的制作工具是制作不同辅食的前提，辅食制作完后，宝宝一次吃不了那么多，也需要用保存工具进行保鲜，妈妈要提前准备好这些工具。

 制作工具

○ **榨汁机**
用于榨蔬果汁。

○ **计量器**
常见的有量匙、量杯和电子称，是用来测量宝宝的辅食量的。

○ **搅拌棒**
用于将食物搅拌成泥糊状食物。

○ **分蛋器**
可将蛋黄和蛋清轻松分开来。

○ **滤网**
用于将食物中太粗的颗粒或渣滓过滤掉。

○ **削皮器**
用于削去一些蔬菜或水果的外皮。

○ **研磨器**
用研磨钵或研磨盘研磨比较坚硬的蔬菜和水果。

○ **刀具**
准备辅食制作的专用菜刀，生熟食物分开用，每次使用后都要彻底清洗并晾干。

○ 砧板

主要用于切碎食材，宜给宝宝准备一套专用的，并且切生食和切熟食的要分开。

保存工具

○ 保鲜盒

用于保存多余食材或辅食，但不可放置太长时间。

○ 冷冻盒

多余的辅食可以放入冷冻盒中，然后放于冰箱中冷冻保存，最好买带有盒盖的。

○ 保温罐

带宝宝外出时，将辅食放入保温罐中，便于携带。这样既可以保证食物不变质，又能保温。

② 选择合适的婴儿餐具

宝宝还不能使用大人的餐具，需要单独配一套，这样既便于吃辅食，又可以根据其不同阶段的发育特点，训练吃饭的能力。

○ 食用碗

跟普通碗差不多，宜选用漂亮、平底、不易洒出汤水的防滑碗。

○ 吸盘碗

这种碗的底部有吸盘设计，能够将碗固定在餐桌上，可以避免宝宝在吃饭时打翻饭碗。

○ 硅胶勺

这种勺的勺头以硅胶为原料，是专为宝宝进食设计的。硅胶材质无毒无味、耐高温、质地柔软，不会伤害到宝宝的口腔。

婴儿餐具选购要点：婴儿餐具宜选择颜色浅、形状简单、花色较少的，这样更容易发现餐具上的污渍，便于清洗和消毒；材质宜选用高温、无毒、不易碎的。

3　辅食制作器具的清洗与消毒

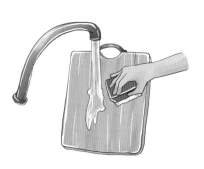

宝宝的肠胃比较脆弱，容易感染细菌，所以制作辅食的工具要保持洁净，使用前后应进行清洗和消毒，以减少宝宝患病的机会。

对辅食制作器具消毒可以选择用开水烫，有条件的家庭也可以选择用消毒柜来消毒。有些餐具是不锈钢材质的，导热非常快，消毒时应避免被烫伤。有些塑胶材质的器具不能放进开水中烫，可以使用宝宝专用的无添加清洁剂进行清洗和消毒。

刀具、砧板等会接触生食、肉类的器具清洗和消毒时要细致。比如，清洗刀具时，要将刀刃、刀把、刀把和刀片连接的地方都清洗干净，然后用开水烫一下，以防细菌滋生；砧板清洗完后，还要进行消毒，并且要马上晾干，因为有些木质或竹质的砧板容易发霉、滋生细菌。

4　学会正确加工辅食

宝宝辅食与大人食物的制作有很多不同之处，不少妈妈在动手前没有了解加工的方法，以至于辅食做完后，发现根本不适合宝宝食用。下面就一起来看看该如何加工辅食吧！

○ 清洗

不少蔬菜、水果中可能含有农药等残留成分，所以一定要清洗干净，清洗的过程中也要注意方法。比如，像包菜这样的大型叶菜类，清洗时可先除去外叶，再切开清洗；像上海青等小型叶菜类蔬菜，可先去除腐叶，将叶子一片片剥开后，再放在清水中泡15分钟；十字花科类，清洗时可先将食材切成食用大小，再浸泡于清水中15分钟；像黄瓜等表面不平滑的蔬菜，可以用软毛刷轻轻刷洗；小型或中型水果，如葡萄、草莓等，可以先在清水中浸泡约10分钟，然后再清洗干净。

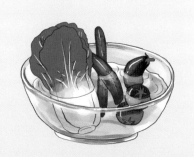

○ 刀切

刀切可以自由地控制食材的大小，将食物处理成宝宝适合吃的形状。切肉食时，应先剔除肥肉和筋腱部分，再用小肉锤将肉纤维敲散。在用刀切时，运刀方向与肉纤维应该成 90°，这样做熟后肉质会更加鲜嫩；如果是鱼，还应剔除鱼刺。新鲜蔬果洗净、去皮后切成适合宝宝食用的大小即可。

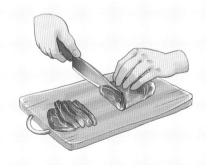

○ 烧煮

不同的食材烧煮方式也有所区别。煮蔬菜时，根茎类要用冷水煮，叶菜类要用沸水煮，这些菜都可以放到平底锅中进行烧煮，这样既可以杀菌又能保持新鲜和营养。煮肉类食材时，一般需要用沸水煮，但是鸡肉和大肉块则需要用凉水煮，这样便于去除血水与轻松切碎。用于宝宝辅食制作的鱼多为白鱼肉，这类食材需要用沸水或煮沸的汤汁烧煮。

○ 榨汁

榨汁前应先将食材清洗干净，需要去皮的蔬果要先将皮去掉，然后放入榨汁机中。将新鲜蔬果榨汁后，利用过滤器具将残渣滤出，再加入温开水稀释成两倍的果汁，这样才不会给宝宝造成身体负担。

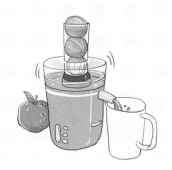

○ 过滤

用滤网将食材中不利于宝宝吞咽的渣滓去除，是制作辅食时常用的方法。在过滤蔬菜时，可以先将蔬菜煮熟，切碎后再过滤，过滤后的蔬菜要用高汤或蔬菜汤冲调好再喂宝宝；过滤需要去皮的小型水果，如圣女果时，可以先将水果的肉质部分过滤下去，留下果皮；过滤南瓜及薯类食物时，应趁热过滤。

○ 压碎/擦碎

宝宝可以进食一些颗粒状食物后，就可以将食物压碎或擦碎后喂宝宝吃。白鱼肉、蛋黄等食物煮熟后，可以用叉子压碎，或者将其放入研磨钵中，用勺子的凸面将其压碎；胡萝卜、土豆、黄瓜等食材可以先用网眼擦丝板擦细后再煮熟，这样煮出来的辅食会更加浓稠。

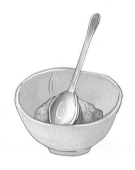

○ 勾芡

除了糊状食物外，给宝宝吃的辅食有很多需要勾芡。勾芡需要先将淀粉和水按照1:2 的比例进行调和，为了避免淀粉沉淀，应该现用现调，当锅中的食材煮熟后再倒入水淀粉，并边倒边搅拌。

5 学会保存辅食

刚开始时，宝宝需要的辅食量并不是很大，制作的多余辅食通常需要保存起来，但如何保存就成了一个问题。一般来说，可以采取以下方法：

将宝宝辅食整碗或整罐放入冰箱保存。用这种方法保存的时间不宜超过 48 小时，因为时间长了，冰箱中的细菌可能会污染辅食。

也可以将冰格冷冻盒清洗干净，并进行消毒后，用干净的勺子将多余的辅食填进冰格中，然后用保鲜膜覆盖，放入冰箱中保存。这是一种较为安全的保存方法，可以避免辅食被细菌污染。

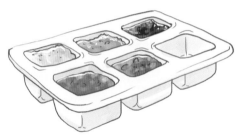

二、简单的辅食制作方法

宝宝辅食的制作其实并不难，关键是要掌握好方法。尤其是宝宝刚添加辅食时，像米糊、蔬果汁、蔬果泥等的制作步骤都很简单，只要妈妈用心做，就会发现辅食制作很容易。

1 米粉糊

给宝宝添加米粉糊的过程应该是一个由少到多、由稀到稠的过程。刚开始添加时，米粉不要放太多，也不要调得太浓稠。一般的制作方法为：将适量水倒入奶锅，水沸后加入1～2勺米粉，边煮边搅拌，直至米粉成糊状。待米粉糊冷却后即可喂宝宝。

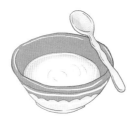

2 蔬菜汁／果汁

制作蔬菜汁和果汁时，要选用新鲜的食材。

制作蔬菜汁时，应先将食材洗净、切碎，然后放入沸水锅中煮熟，再将蔬菜汁滤出即可。

制作果汁时，先将食材切成小段或者小块，然后放入清洗干净的榨汁机中榨取果汁。果汁榨好后，用滤网将果渣过滤掉，然后倒入碗中，根据宝宝月龄加入适量温开水稀释就可以喂食了。

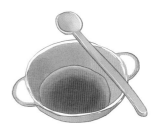

③ 蛋黄泥 / 菜泥 / 果泥

○ 蛋黄泥

　　蛋黄可以为宝宝提供大脑发育所需的卵磷脂、铁以及叶黄素等。宝宝 8 个月左右大时就可以吃蛋黄了，但要做成泥状才能方便宝宝吞咽。妈妈可将鸡蛋煮熟后取出蛋黄，然后放入研磨器中压碎后喂宝宝。

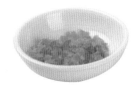

○ 菜泥

　　随着宝宝咀嚼能力的增强，宝宝能吃的蔬菜可以从汁、水逐渐变成泥。妈妈给宝宝准备菜泥时，可以从单一的品种开始，等宝宝接受后再增加到两种。一般给宝宝制作菜泥的蔬菜是瓜果类和根茎类，妈妈应先将所用的蔬菜去皮清洗干净，再将蔬菜切成合适的大小，之后放入蒸锅或沸水中煮熟，捞出沥干水分，最后用研磨器或勺子制成泥即可。

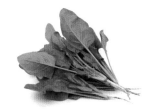

○ 果泥

　　除了菜泥外，果泥也是宝宝较爱的辅食之一。果泥的制作非常简单，妈妈只要将需要用到的水果去皮、清洗干净，再用不锈钢勺轻轻刮下果肉，然后将果肉捣碎制成泥状即可喂宝宝吃了。

　　如果有辅食机，妈妈可直接将水果切成合适的大小，放入辅食机搅成泥即可。

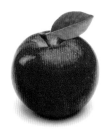

4　稀粥 / 软饭

　　煮稀粥时，可以将大米淘洗干净后，与水按照一定的比例放入电饭锅中，按下开关即可。刚开始添加稀粥时，米和水可以按照 1:10 的比例煮。对于刚开始添加辅食的宝宝，在稀粥煮烂并盛出后，妈妈可以用打蛋器或者手动搅拌器将米粒搅碎，这样，粥会变得更稠，更容易被吞咽。

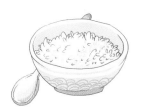

　　宝宝进入出牙期后，就可以添加软饭了，制作软饭的方法与普通煮饭时差不多，主要是在米与水的比例上有变化。妈妈可以将大米淘洗干净后，将米与水按照 1:3 的比例放入电饭锅中煮熟即可。

5　蔬菜高汤 / 基础骨汤

　　妈妈可以准备一些新鲜的蔬菜，如胡萝卜、白萝卜、包菜等，将这些蔬菜洗净后切成薄片或长条，放入锅中，注水至没过蔬菜，水煮沸后转小火继续煮 15 分钟左右，至蔬菜中的营养成分析出，过滤后即成蔬菜高汤。

　　熬制骨汤前，妈妈可以购买大约 1000 克猪棒骨，剁成大块后用清水冲洗干净，放入汤锅中，加入适量冷水，用大火烧开，同时用汤勺撇去浮出的血沫。然后将猪棒骨捞出，用清水洗去表面杂质，将汤锅中的水倒掉并清洗干净。再将猪棒骨重新放入汤锅中，加入适量冷水和姜片，煮约 2 小时即可。宝宝在刚添加骨汤前，应先去油，以免增加肠胃负担。

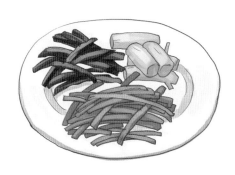

苹果米糊

【营养功效】苹果富含果胶、苹果酸和锌，有"智慧果""记忆果"的美誉。将苹果制成米糊给宝宝吃，能增强记忆力，提升智力。

原料

苹果85克，红薯90克，米粉65克

烹饪技巧

给宝宝制作本品时，可先用榨汁机将苹果、红薯榨汁后再煮，这样更容易被宝宝消化吸收。

做法

1 去皮洗净的红薯切成片，改切成小丁块；洗净去皮的苹果切小瓣，去核，切成片，改切成小丁块。

2 蒸锅上火烧开，放入装有苹果、红薯的蒸盘，盖上锅盖，用中火蒸约15分钟至食材熟软。

3 揭开锅盖，取出蒸好的红薯，放凉后放在案板上用刀压扁，制成红薯泥。

4 蒸好的苹果也放在案板上压扁，制成苹果泥。

5 汤锅中注入适量清水烧开，倒入苹果泥、红薯泥，轻轻搅拌几下，倒入备好的米粉，拌煮片刻至食材混合均匀，呈米糊状后，关火盛出即成。

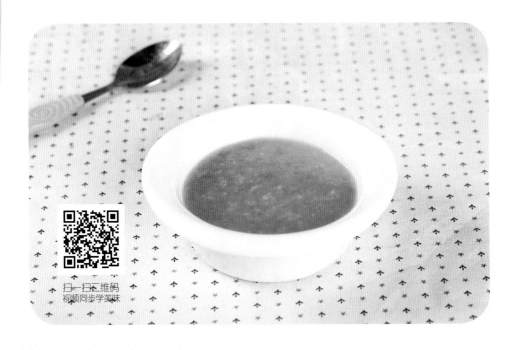

扫一扫二维码
视频同步学美味

藕粉糊

【营养功效】藕粉有一种独特的清香，还含有鞣质，有健脾止泻的作用，适合腹泻的宝宝食用。

原料

藕粉120克

烹饪技巧

冲调藕粉时应先用冷水调匀，再加入沸水中煮，不宜直接用沸水冲，否则容易结块。

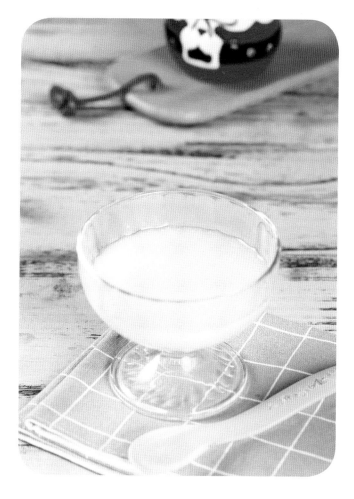

扫一扫二维码
视频同步学美味

做法

1 将备好的藕粉倒入碗中，注入少许清水。

2 用筷子搅拌均匀，调成藕粉汁，待用。

3 砂锅中注入适量清水烧开，倒入调好的藕粉汁，边倒边搅拌，至锅中食材逐渐呈糊状。

4 用中火略煮片刻。

5 关火后盛出煮好的藕粉糊即可。

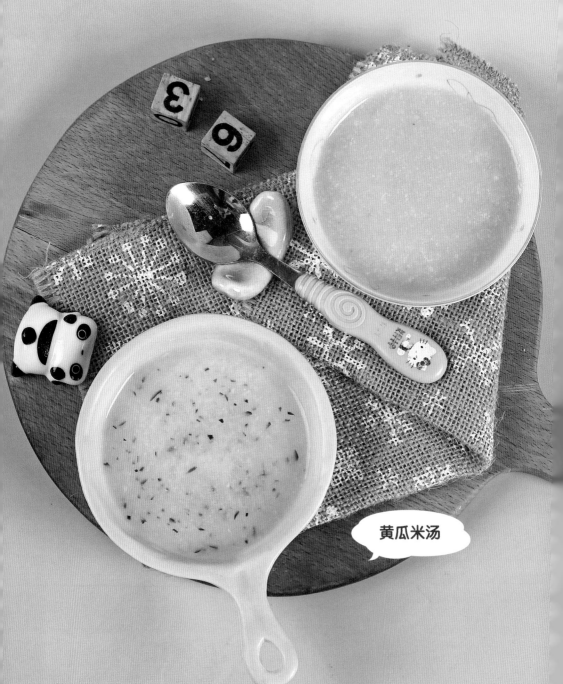

板栗雪梨米汤

【营养功效】板栗含有丰富的维生素 C、核黄素，能够维持宝宝牙齿、骨骼的正常功能。

原料

水发大米85克，雪梨110克，板栗肉20克

做法

1　洗好的板栗肉切成小块；洗净去皮的雪梨切开，去核，再切成小块。

2　取榨汁机，选择干磨刀座组合，倒入板栗，盖好盖，选择"干磨"功能，磨成粉末，断电后倒出板栗粉，装入小碗，待用。用同样的方法将大米磨成大米碎，待用。

3　取榨汁机，选择搅拌刀座组合，将雪梨榨汁，待用。

4　砂锅中注水烧开，倒入米碎，烧开后转小火煮约30分钟，倒入雪梨汁，搅匀，略煮片刻，再倒入板栗粉，拌匀，用中火续煮约10分钟至食材熟透，关火后盛出即可。

黄瓜米汤

【营养功效】黄瓜含有的葫芦素 C 具有提高人体免疫功能的作用，对维护宝宝身体健康有益。

扫一扫二维码
视频同步学美味

原料

水发大米120克，黄瓜90克

做法

1　洗净的黄瓜切成片，再切丝，改切成碎末，备用。

2　砂锅中注入适量清水烧开，倒入洗好的大米，搅拌均匀。

3　盖上锅盖，烧开后用小火煮 1 小时至其熟软。

4　揭开锅盖，倒入黄瓜碎，搅拌均匀，用小火续煮 5 分钟。

5　揭开锅盖，搅拌一会儿，将煮好的米汤盛出即可。

丝瓜粳米泥

【营养功效】丝瓜富含 B 族维生素，有利于宝宝大脑发育，此外，丝瓜还有清热、抗过敏的功效。

原料

丝瓜55克，粳米粉80克

烹饪技巧

老丝瓜的丝瓜络较硬，且口感不好，因此，妈妈给宝宝制作本品时应尽量选择鲜嫩的丝瓜。

做法

1 洗净去皮的丝瓜切开，去籽，切成条，再切丁。

2 取一个碗，倒入丝瓜丁、粳米粉，注入适量的清水，充分搅拌。

3 将拌好的丝瓜粳米泥倒入蒸碗中，待用。

4 电蒸锅注水烧开，放入丝瓜粳米泥，盖上盖，调转旋钮定时 15 分钟至蒸熟。

5 揭开锅盖，将其取出，即可食用。

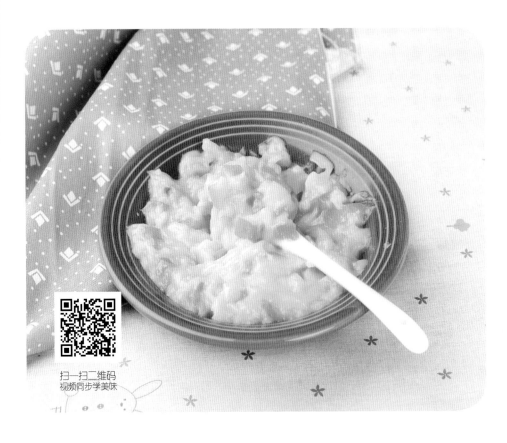

扫一扫二维码
视频同步学美味

苹果柳橙稀粥

【营养功效】苹果和橙汁都是维生素 C 含量丰富的食物，宝宝适量食用有助于增强免疫力，预防感冒。

原料

水发米碎80克，苹果90克，橙汁100毫升

烹饪技巧

为保证营养和安全，制作本品时可以选用新鲜橙子自行榨汁后使用；榨好的橙汁需要过滤，才不会影响口感。

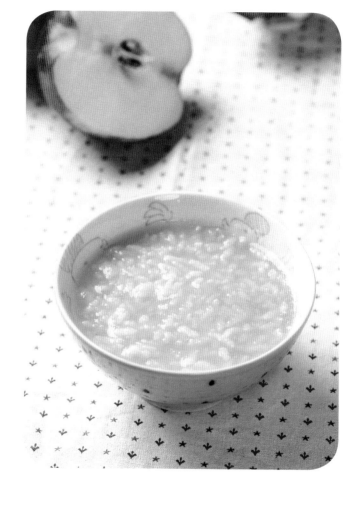

扫一扫二维码
视频同步学美味

做法

1　洗净去皮的苹果切开，去核，改切成小块。

2　取榨汁机，选择搅拌刀座组合，放入苹果块，盖好盖，选择"榨汁"功能，打碎呈泥状，断电后取出苹果泥，待用。

3　砂锅中注入适量清水烧开，倒入米碎，拌匀，盖上盖，烧开后用小火煮约20分钟。

4　揭开盖，倒入橙汁，放入苹果泥，拌匀，用大火煮约2分钟，至其沸。

5　关火后盛出煮好的稀粥即可。

香蕉糊

【营养功效】香蕉所含的优质蛋白质具有安抚神经的效果，宝宝适量食用，可使其心情更好。

原料

香蕉1根，牛奶适量

烹饪技巧

煮香蕉糊的过程中要不断搅拌，以防糊锅底和煮的过程中向外溢出。

做法

1 香蕉去皮，再用小勺将其捣碎，研成泥状。

2 把捣好的香蕉泥放入小锅中，加2勺牛奶，调匀。

3 用小火煮2分钟左右，边煮边搅拌。

4 出锅，将煮好的香蕉糊装入碗中即可。

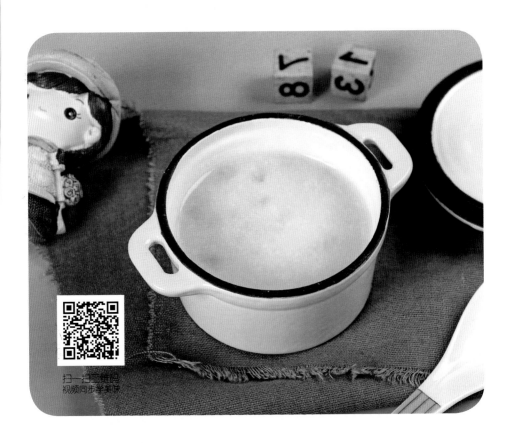

扫一扫二维码
视频同步学美味

山药粥

【营养功效】山药含有淀粉酶、多酚氧化酶等物质，有利于增强宝宝脾胃的消化吸收功能。

原料

大米150克，山药80克

烹饪技巧

山药去皮后，表面的黏液使其变得很滑，可以在双手上涂些盐和醋，方便进行切工。

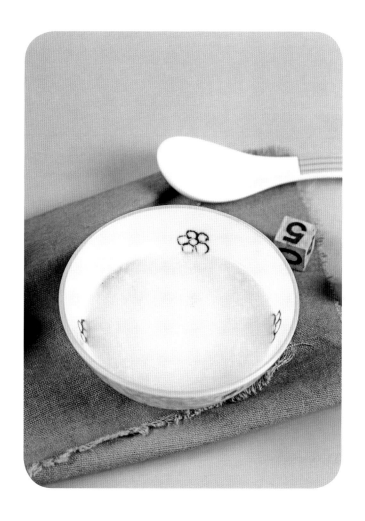

做法

1　洗净去皮的山药切片，切条，再切丁。

2　砂锅中注入适量的清水大火烧热，倒入洗净的大米、山药，搅拌片刻。

3　盖上锅盖，大火烧开后转小火煮30分钟。

4　揭开锅盖，搅拌片刻。

5　将粥盛出，装入碗中即可。

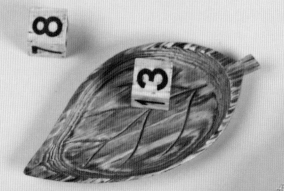

7~8
个月

包菜稀糊

鸡汁拌土豆泥

包菜稀糊

【营养功效】包菜富含维生素 C、维生素 E、叶酸、β 胡萝卜素，可增强宝宝免疫力、预防贫血。

扫一扫二维码
视频同步学美味

原料

包菜100克，大米60克

调料

白糖2克

做法

1　取榨汁机，选择搅拌刀座组合，把切好的包菜放入杯中，倒入适量清水，盖上盖子，选择"搅拌"功能，将包菜榨成汁，倒入碗中，备用。

2　选择干磨刀座组合，将大米放入杯中，选择"干磨"功能，将大米磨成米碎，盛入碗中，待用。

3　取汤锅，置于旺火上，倒入包菜汁、米碎，搅拌片刻，煮 1 分钟至其成黏稠状。

4　续煮片刻，加入白糖，煮至白糖溶化，制成米糊，关火后将其盛出即可。

鸡汁拌土豆泥

【营养功效】土豆富含纤维素、B 族维生素、维生素 C、钙、钾等成分，有促消化、通便的功效。

扫一扫二维码
视频同步学美味

原料

土豆300克，鸡汁100毫升

做法

1　去皮洗净的土豆切大块，装盘待用。

2　蒸锅中注水烧开，放入土豆，加盖，用大火蒸 30 分钟至熟软。

3　揭盖，取出蒸好的土豆，晾凉，装入保鲜袋，用手按压至土豆成泥状，取出装盘，待用。

4　锅中倒入鸡汁，开火加热，再放入土豆泥，搅拌均匀至收汁。

5　关火后盛出拌好的土豆泥，装盘即可。

西红柿稀粥

【营养功效】西红柿所含的果酸及纤维素有助消化、润肠通便的作用，给宝宝食用，可防治便秘。

原料

水发米碎100克，西红柿90克

烹饪技巧

因番茄红素遇光、热和氧气容易分解而失去保健作用，因此，烹调时应避免长时间高温加热。

做法

1 将洗好的西红柿切开，再切成小块，去皮，去籽，装盘待用。

2 取榨汁机，选择搅拌刀座组合，倒入西红柿，注入少许温开水。

3 盖好盖，通电后选择"榨汁"功能，榨取汁水，断电后将汁水倒入碗中，备用。

4 砂锅中注入适量清水烧开，倒入备好的米碎，拌匀，盖上盖，烧开后用小火煮约20分钟至熟。

5 揭盖，倒入西红柿汁，搅拌均匀，再用小火煮约5分钟，关火后将稀粥盛入碗中即可。

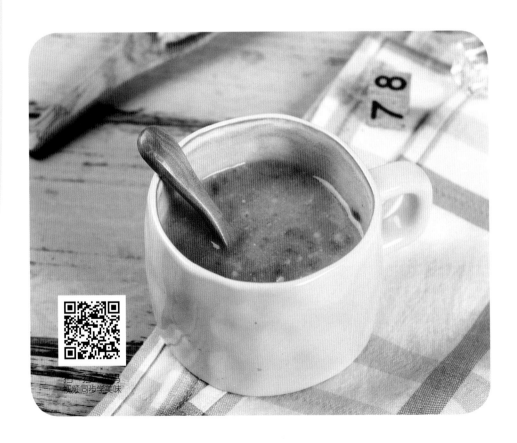

鸡肉橘子米糊

【营养功效】鸡胸肉富含优质蛋白，可以作为宝宝补充磷、铁和锌的良好来源，搭配大米、橘子肉，营养更丰富、全面。

原料

水发大米130克，橘子肉60克，鸡胸肉片40克

烹饪技巧

味酸的橘子果肉里的维生素C含量比较高，妈妈选择橘子时可综合考虑口感和营养。

扫一扫二维码
视频同步学美味

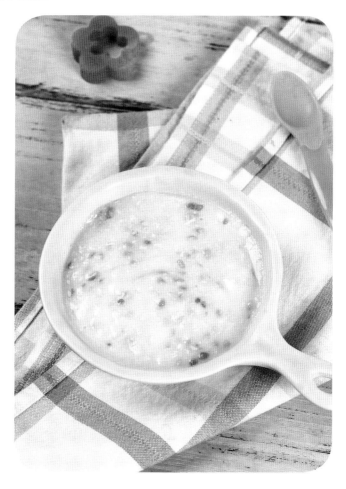

做法

1 沸水锅中倒入鸡胸肉片，煮约2分钟，捞出，沥干水分，装碟待用。

2 橘子肉剥去外膜，取出瓤肉，捏碎；鸡胸肉片切碎。

3 取出榨汁机，揭盖，倒入泡好的大米，注入适量清水，加盖，旋钮调至档位"2"，榨约30秒成米浆。

4 砂锅置火上，倒入榨汁机中的米浆，搅匀，加盖，用大火煮开后转小火煮15分钟成米糊。

5 揭盖，倒入鸡胸肉、橘子瓤肉，搅匀，用大火煮约5分钟至食材熟软。

6 关火后盛出煮好的米糊即可。

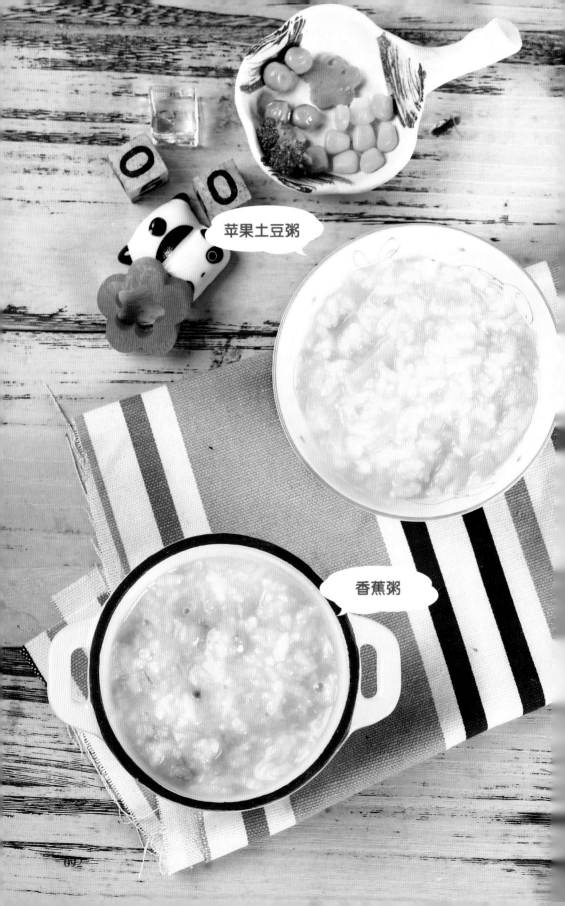

苹果土豆粥

香蕉粥

苹果土豆粥

【营养功效】苹果富含苹果酚、果胶、维生素 C、
锌等营养成分，可保护宝宝的牙齿、提高智力。

扫一扫二维码
视频同步学美味

原料

水发大米130克，土豆40克，苹果肉65克

做法

1　将洗好的苹果肉切片，再切丝，改切成丁；洗净去皮的土豆切片，改切成丝，再切碎，待用。

2　砂锅中注入适量清水烧开，倒入洗净的大米，搅匀。

3　盖上盖，烧开后转小火煮约 40 分钟，至米粒熟软。

4　揭盖，倒入土豆碎，拌匀，煮至断生，放入切好的苹果，拌匀，煮至散出香味。

5　关火后盛入碗中即可。

香蕉粥

【营养功效】香蕉所含的果胶能缓和胃酸的刺激，
保护宝宝娇弱的胃黏膜。

扫一扫二维码
视频同步学美味

原料

去皮香蕉250克，水发大米400克

做法

1　洗净的香蕉切丁。

2　砂锅中注入适量清水烧开，倒入大米，拌匀；加盖，大火煮 20 分钟至熟。

3　揭盖，放入香蕉；加盖，续煮 2 分钟至食材熟软。

4　揭盖，搅拌均匀。

5　关火，将煮好的粥盛出，装入碗中即可。

白萝卜汁

【营养功效】白萝卜被称为"自然消化剂"，能帮助分解食物中的淀粉和脂肪，促进消化，抑制胃酸过多。

原料

新鲜白萝卜1/4个

烹饪技巧

新鲜白萝卜直接榨汁可能会比较辣，宝宝不太容易接受，妈妈可以加入甜味水果如猕猴桃、苹果等一起榨汁，味道会更好。

做法

1　白萝卜去皮，从中间切成两半，再切成片，装碗备用。

2　将切好的萝卜片放入沸水中，煮 10 ~ 15 分钟。

3　出锅装碗，晾温后即可饮用。

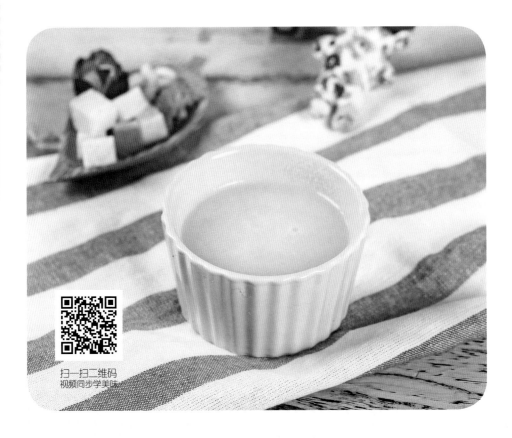

扫一扫二维码
视频同步学美味

香蕉葡萄汁

【营养功效】葡萄含糖量高，且大部分容易被人体直接吸收，是婴幼儿的滋补佳品。

原料

香蕉150克，葡萄120克

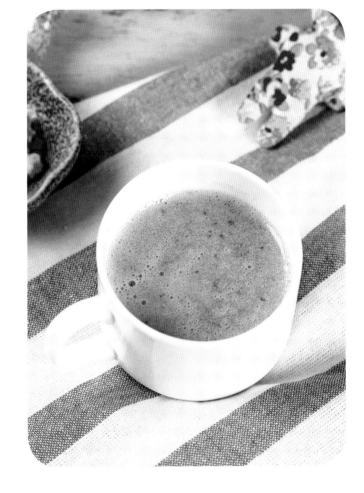

烹饪技巧

葡萄带皮榨汁后口感可能不太好，榨好的果汁可以先用滤网过滤后再给宝宝喝。

扫一扫二维码
视频同步学美味

做法

1 香蕉去皮，果肉切成小块，备用。

2 取榨汁机，选择搅拌刀座组合，将葡萄倒入搅拌杯中，加入香蕉，倒入适量纯净水。

3 盖上盖，选择"榨汁"功能，榨取果汁。

4 揭开盖，将果汁倒入杯中即可。

鸡肉包菜汤

【营养功效】豌豆富含人体所需的各种营养物质，尤其是含有优质蛋白质，可以增强宝宝的抗病能力和康复能力。

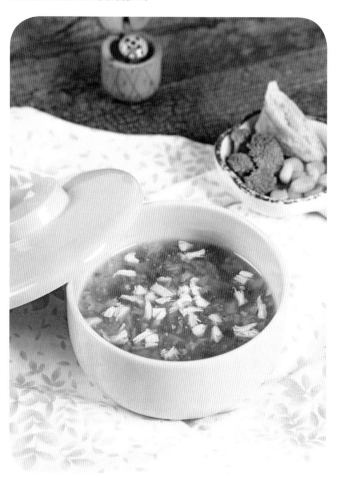

原料

鸡胸肉150克，包菜60克，胡萝卜75克，豌豆40克，高汤1000毫升

调料

水淀粉适量

烹饪技巧

包菜、胡萝卜、豌豆都是易熟的食材，不可煮制过久，以免营养物质流失。

扫一扫二维码
视频同步学美味

做法

1 锅中注入适量清水烧热，放入鸡胸肉，用中火煮约10分钟，捞出，沥干水分，放凉，切片，再切条，改切成粒。

2 洗好的豌豆切开，再切碎；洗净的胡萝卜切薄片，再切条形，改切成粒；洗净的包菜切开，切碎，备用。

3 锅中注入适量清水烧开，倒入高汤，放入鸡胸肉，拌匀，用大火煮至沸。

4 倒入豌豆，拌匀，放入胡萝卜、包菜，拌匀，用中火煮约5分钟，倒入适量水淀粉，搅拌均匀，至汤汁浓稠。

5 关火后盛出煮好的汤料即可。

小米蒸红薯

【营养功效】小米和红薯均含有较多的纤维素，宝宝食用后可刺激肠道蠕动，促进排便。

原料

水发小米80克，去皮红薯250克

烹饪技巧

为预防宝宝吃红薯后出现腹胀打嗝、吐酸水的症状，切好的红薯可先放在盐水里浸泡10分钟再蒸煮。

做法

1　红薯切小块，装碗，倒入泡好的小米，搅拌均匀，装盘。

2　备好已注水烧开的电蒸锅，放入食材。

3　加盖，调好时间旋钮，蒸30分钟至熟。

4　揭盖，取出蒸好的小米和红薯即可。

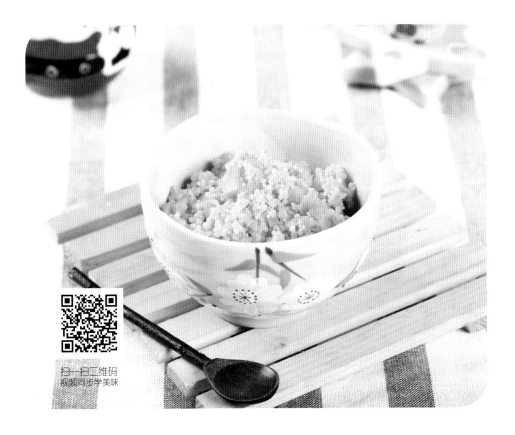

扫一扫二维码
视频同步学美味

蔬菜蛋黄羹

【营养功效】香菇中的蛋白质含有丰富的精氨酸和赖氨酸，对宝宝的智力发育十分有利。

原料

包菜100克，胡萝卜85克，
鸡蛋2个，香菇40克

烹饪技巧

鲜香菇中含有较多的杂质和泥沙，可将其泡在清水中，用筷子轻轻敲打，捞出，再放入另一盆清水中，搅拌冲洗干净即可。

做法

1　洗净的香菇去蒂，切成粒；洗好的胡萝卜切细条，改切成粒；洗净的包菜切成粗丝，再切成片。

2　锅中注入适量清水烧开，倒入胡萝卜，煮2分钟，放入香菇、包菜，煮至熟软，捞出，沥干待用。

3　鸡蛋打开，取出蛋黄，装入碗中，注入少许温开水，拌匀，放入焯过水的食材，拌匀。

4　取一蒸碗，倒入拌好的材料，待用。

5　蒸锅上火烧开，放入蒸碗，盖上盖，用中火蒸15分钟至熟。

6　揭盖，取出蒸碗，待稍凉后即可食用。

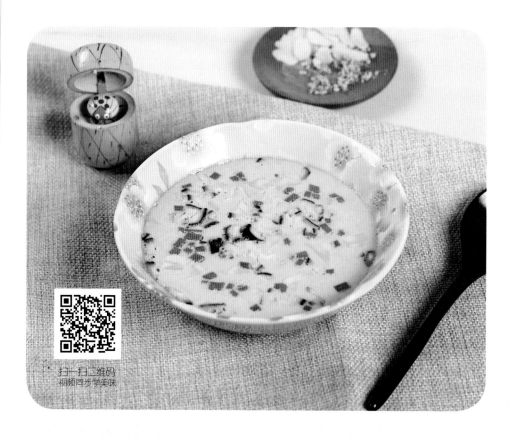

扫一扫二维码
视频同步学美味

西红柿碎面条

【**营养功效**】西红柿含有丰富的胡萝卜素、维生素C、番茄红素，有清热解毒、增强免疫力的作用。

原料

西红柿100克，龙须面150克，清鸡汤400毫升

调料

食用油适量

烹饪技巧

将锅中的西红柿煮到表皮微微起皱后再捞入凉水中，使之更容易去皮。

扫一扫二维码
视频同步学美味

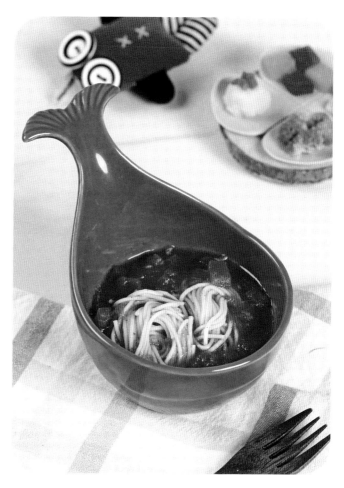

做法

1　在洗净的西红柿上划上十字花刀，然后放入沸水中略煮片刻，捞出，放入凉水中浸泡片刻。

2　将西红柿皮剥去，将果肉切成片，再切丝，改切成丁，备用。

3　锅中注入适量清水烧开，倒入龙须面，煮至熟软，捞出，沥干水分，装入碗中，待用。

4　热锅注油，放入西红柿翻炒片刻，倒入适量清鸡汤，略煮一会儿。

5　关火后将煮好的汤料盛入面中即可。

香菇鸡蛋粥

【营养功效】蛋黄富含卵磷脂、维生素B2、铁、叶黄素等成分，可促进宝宝智力和视力发育。

原料

水发大米130克，香菇25克，蛋黄30克

烹饪技巧

大米可先碾碎后再煮粥，能缩短烹饪时间，另外，蛋黄和大米要充分搅匀。

做法

1 将洗净的香菇切片，再切碎，待用。

2 砂锅中注入适量清水烧开，倒入洗净的大米，搅匀。

3 盖上盖，烧开后转小火煮约40分钟，至米粒熟软。

4 揭盖，倒入香菇碎，拌匀，煮出香味，倒入备好的蛋黄，边倒边搅拌，续煮一会儿，至食材熟透。

5 关火后将煮好的粥盛入碗中即可。

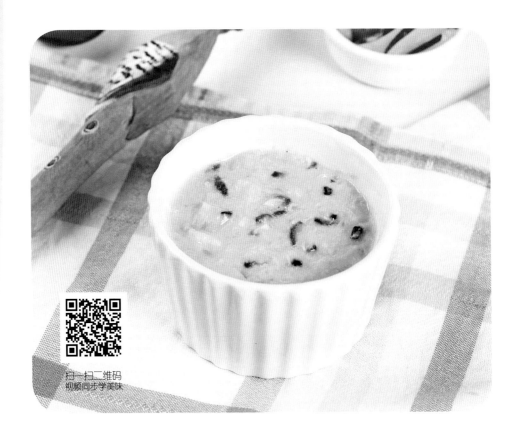

扫一扫二维码
视频同步学美味

100

牛肉胡萝卜粥

【营养功效】牛肉富含铁、肌酸，婴幼儿常食可补血、促进肌肉增长。

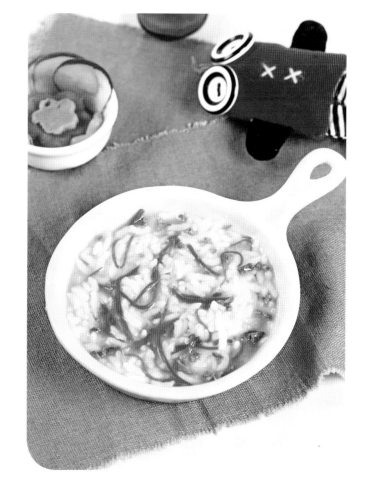

原料

水发大米80克，胡萝卜40克，牛肉50克

烹饪技巧

切牛肉之前先用小肉锤敲打一会儿，再用刀切断牛肉的纤维，煮出来的肉更嫩。

扫一扫二维码
视频同步学美味

做法

1　洗净的胡萝卜切成丝，洗好的牛肉切片。

2　沸水锅中倒入牛肉，汆烫一会儿至去除血水，捞出，沥干水分，装碟放凉后切碎。

3　砂锅中注入少许清水，烧热，倒入切碎的牛肉、泡好的大米，煮约2

分钟至食材转色。

4　放入切丝的胡萝卜，翻炒片刻至断生，注入适量清水，搅匀。

5　加盖，用大火煮开后转小火煮30分钟至食材熟软。

6　揭盖，搅拌一下，关火后盛出煮好的粥，装碗即可。

101

虾仁汤饭

【**营养功效**】虾仁富含钙、蛋白质，菠菜含铁量丰富，白萝卜富含维生素 C 三者，搭配食用，可为宝宝补充多重营养。

原料

白萝卜180克，秀珍菇55克，菠菜35克，虾仁50克，稀饭90克

烹饪技巧

虾仁属于寒凉类食物，妈妈烹饪本品时可加入少许姜汁，既能杀菌，又可以防止宝宝身体出现不适。

做法

1　菠菜切碎；去皮的白萝卜切成薄片，再切成细丝，改切成粒；秀珍菇切成碎末；虾仁切片，剁成泥，备用。

2　砂锅中注入适量清水烧热，倒入备好的白萝卜、秀珍菇、虾仁、稀饭、菠菜，搅拌匀。

3　盖上盖，煮开后用小火煮约20分钟至食材熟透。

4　揭开盖，搅拌均匀。

5　关火后盛出煮好的汤饭即可。

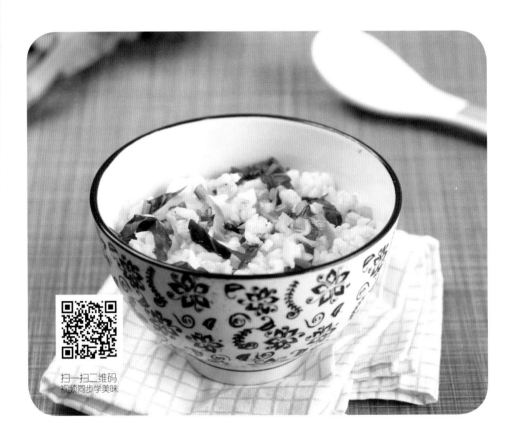

扫一扫二维码
视频同步学美味

鸡肉嫩南瓜粥

【营养功效】鸡肉所含的氨基酸易于被人体消化吸收，搭配嫩南瓜同食，还能起到增强免疫力、促进宝宝智力发育的作用。

原料

鸡胸肉30克，去皮嫩南瓜35克，冷米饭70克

烹饪技巧

如果宝宝容易上火，尽量不要用冷米饭煮粥，可直接用大米煮，味道更鲜美。

扫一扫二维码
视频同步学美味

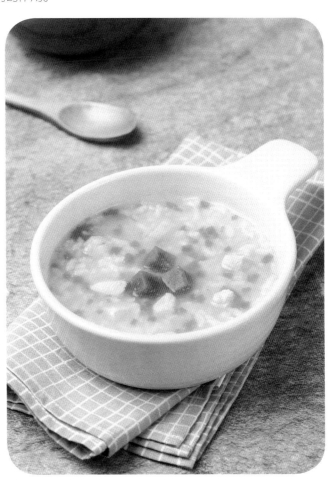

做法

1　沸水锅中倒入洗净的鸡胸肉，煮至熟透，捞出，沥干水分，装盘，晾凉。

2　盛出锅中的鸡汤，过滤到碗中待用。

3　洗净去皮的嫩南瓜切碎，晾凉的鸡胸肉切碎，待用。

4　砂锅中倒入米饭，压散，放入切碎的鸡胸肉、滤好的鸡汤。

5　小火煮约 20 分钟，倒入切碎的嫩南瓜，持续搅拌，续煮 5 分钟至粥品黏稠。

6　关火后盛出煮好的粥，装碗即可。

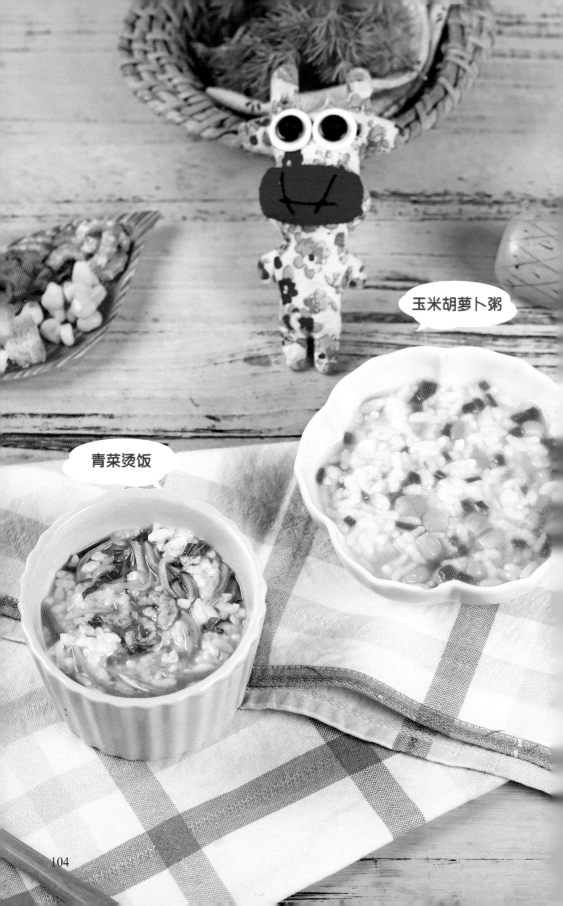

玉米胡萝卜粥

青菜烫饭

玉米胡萝卜粥

【营养功效】胡萝卜富含胡萝卜素，玉米富含叶黄素，搭配食用，护眼明目效果更佳。

扫一扫二维码
视频同步学美味

原料

玉米粒、水发大米各250克，胡萝卜240克

做法

1 砂锅中注入适量的清水，大火烧开后倒入大米、胡萝卜、玉米粒，搅拌片刻。

2 盖上锅盖，煮开后转小火煮30分钟至熟软。

3 掀开锅盖，持续搅拌片刻。

4 将煮好的粥盛出，装入碗中即可。

青菜烫饭

【营养功效】海米、小白菜中钙含量高，搭配米饭食用，可有效促进宝宝骨骼生长。

扫一扫二维码
视频同步学美味

原料

米饭150克，火腿丝、海米各15克，小白菜25克

做法

1 沸水锅中倒入备好的火腿丝、海米，煮1分钟至其熟软。

2 放入米饭，加入洗净的小白菜，煮约1分钟至食材熟透。

3 关火后盛出煮好的食材，装入碗中即可。

蛋黄银丝面

【营养功效】小白菜是含维生素和矿物质较丰富的蔬菜，不仅能为宝宝提供营养物质，还有助于增强宝宝免疫能力。

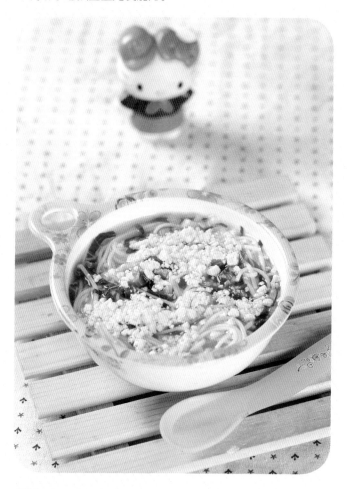

原料

小白菜100克，面条75克，熟鸡蛋1个

调料

盐2克，食用油少许

烹饪技巧

煮面条时不宜用大火，这样很容易将面条煮成夹生品，宝宝吃了不易消化。

扫一扫二维码
视频同步学美味

做法

1　锅中注水烧开，放入小白菜，煮约半分钟，捞出沥干，放凉待用。

2　面条切成段；放凉后的小白菜切粒；熟鸡蛋剥取蛋黄，压扁后切成细末。

3　汤锅中注入适量清水烧开，下入切好的面条，搅拌使其散开，用大火煮沸后放入少许盐、适量食用油。

4　盖上锅盖，用小火煮约5分钟至面条熟软。

5　揭开盖，倒入小白菜，搅拌使其浸入面汤中，再续煮片刻至全部食材熟透。

6　盛出面条和小白菜，放在碗中，撒上蛋黄末即成。

牛奶豌豆泥

【营养功效】豌豆含有脂肪、蛋白质、叫酸、胡萝卜素等成分，搭配牛奶食用能加速代谢、帮助消化。

原料

牛奶200毫升，豌豆150克

烹饪技巧

如果宝宝喜欢喝牛奶，妈妈可以多加一些牛奶，使奶香味更浓。

做法

1 锅中注入适量的清水烧开，倒入豌豆，盖上锅盖，大火煮15分钟至豌豆熟。

2 揭开锅盖，将豌豆捞入凉水中，待豌豆凉后用手将豌豆上的皮搓去，捞出，沥干。

3 备好榨汁机，组装好搅拌刀座，倒入备好的豌豆，加入牛奶。

4 盖上盖，启动榨汁机，将豌豆打制成泥。

5 掀开机盖，将豌豆泥盛入碗中即可。

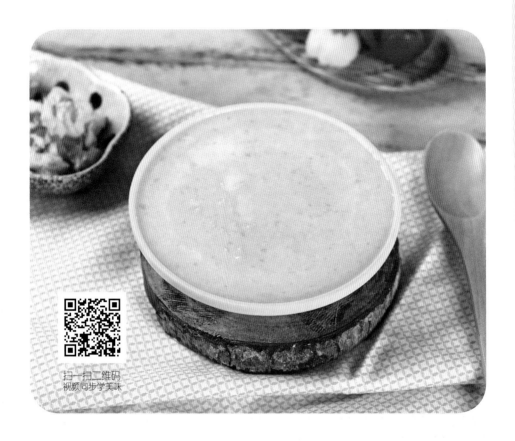

扫一扫二维码
视频同步学美味

乌龙面蒸蛋

【营养功效】乌龙面含有蛋白质、碳水化合物等营养成分，搭配鸡蛋同食，能改善宝宝贫血、强身健体。

原料

乌龙面85克，鸡蛋1个，水发豌豆20克，上汤120毫升

调料

盐1克

烹饪技巧

豌豆焯水后，过一下冷水可保持其鲜绿的色泽，也可以让豌豆蒸得更熟软。

做法

1 砂锅中注入适量清水烧开，放入洗净的豌豆。

2 盖上盖，用中火煮约10分钟，至其断生。

3 揭盖，捞出豌豆，待用。

4 将乌龙面切成小段。

5 把鸡蛋打入碗中，搅散、调匀，加入上汤，拌匀，再倒入乌龙面、豌豆，加盐拌匀，装入蒸碗中。

6 蒸锅上火烧开，放入蒸碗，盖上盖，用中火蒸约10分钟，至食材熟透。

7 揭盖，取出蒸好的食材即可。

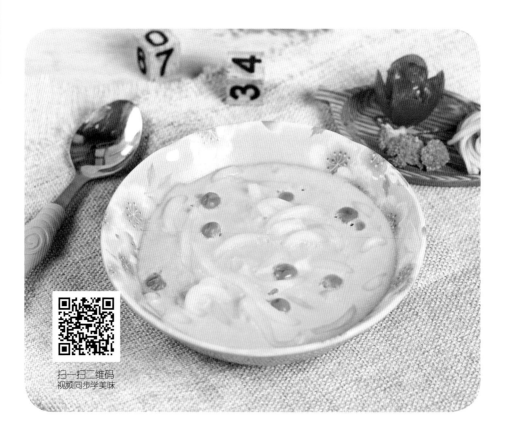

扫一扫二维码
视频同步学美味

鸡蛋玉米羹

【营养功效】玉米含有卵磷脂、亚油酸、谷物醇、维生素 E、纤维素等营养成分，宝宝食用后能开胃、健脾。

原料

玉米粉100克，黄油30克，鸡蛋液50克

调料

水淀粉适量

烹饪技巧

煮好的玉米羹中可以加入适量芝麻油，能使味道更香，但要注意不能加太多。

扫一扫二维码
视频同步学美味

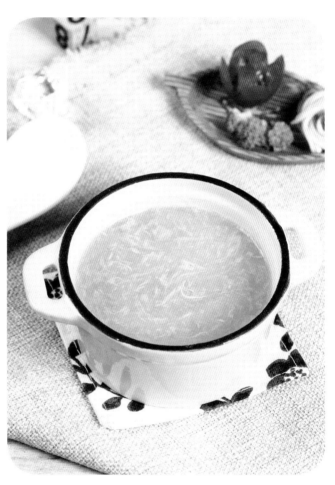

做法

1　砂锅中注入适量清水烧开，倒入黄油，拌匀，煮至溶化，放入玉米粉，拌匀。

2　盖上盖，烧开后用小火煮约 15 分钟至食材熟软。

3　揭开盖，加入适量水淀粉勾芡，倒入备好的蛋液，拌匀，煮至蛋花成形。

4　关火后盛出煮好的玉米羹即可。

芹菜糙米粥

【营养功效】芹菜所含的纤维素能刺激肠胃蠕动，使宝宝的大便更通畅，其特殊的香气还能促进宝宝的食欲。

原料

水发糙米100克，芹菜30克，葱花少许

调料

盐适量

烹饪技巧

糙米在煮制之前泡发时间长一点，既能缩短烹饪时间，又可以使煮出的粥更浓稠。

做法

1 洗净的芹菜切碎，待用。

2 砂锅中注入适量的清水烧热，倒入泡发好的糙米，拌匀。

3 盖上锅盖，大火煮开后转小火煮 45 分钟至米粒熟软。

4 揭开锅盖，倒入芹菜碎，搅拌匀。

5 将煮好的粥盛入碗中，撒上葱花即可。

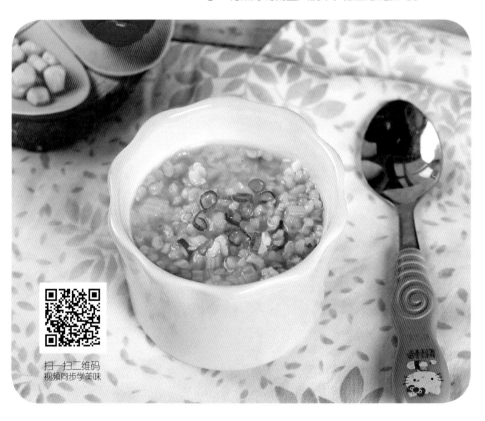

扫一扫二维码
视频同步学美味

牛奶面包粥

【营养功效】牛奶面包粥中含有蛋白质、碳水化合物、钙、磷、铁、锌等营养成分，宝宝食用可促进智力发育、强健骨骼。

原料

面包55克，牛奶120毫升

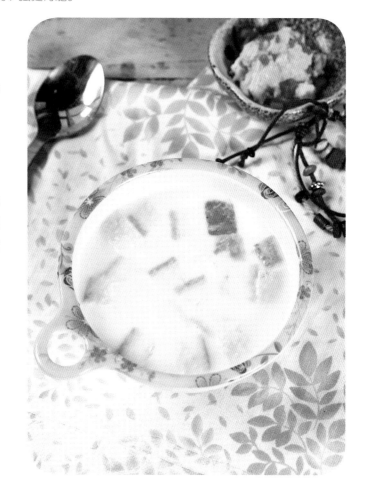

烹饪技巧

牛奶不宜煮太久，以免破坏其营养成分，煮制面包的时间可以根据宝宝的咀嚼情况决定。

扫一扫二维码
视频同步学美味

做法

1　将备好的面包切成细条形，再切成丁，待用。

2　取砂锅，清洗干净，往砂锅中注入适量清水，用大火烧开，倒入备好的牛奶。

3　煮沸后倒入切好的面包丁，搅拌均匀，煮至变软。

4　关火后盛出煮好的面包粥即可。

绿豆粳米粥

【营养功效】粳米含有蛋白质、B 族维生素、钙、磷、铁等多种营养成分，具有补脾胃、养五脏、壮筋骨等作用。

原料

水发粳米120克，水发绿豆50克

调料

冰糖15克

烹饪技巧

绿豆在煮之前可以先泡发一段时间，这样可以缩短煮制的时间。

做法

1　锅中注入适量清水烧开，倒入洗净的绿豆。

2　盖上盖，烧开后转小火煮约40分钟，至食材变软。

3　揭盖，倒入备好的粳米，拌匀、搅散。

4　盖上盖，用小火煮约30分钟，至食材熟透。

5　揭盖，倒入适量冰糖，拌匀，煮至溶化。

6　关火后盛出煮熟的粳米粥，装在小碗中即可。

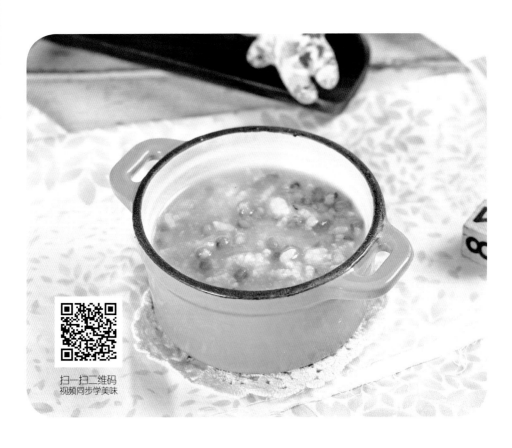

扫一扫二维码
视频同步学美味

鸡肉花生汤饭

【营养功效】此汤饭含有较多的铁、维生素 A、维生素 C 和膳食纤维等营养成分，婴幼儿常食能预防缺铁性贫血。

原料

鸡胸肉50克，上海青、秀珍菇各少许，软饭190克，鸡汤200毫升，花生粉35克

调料

盐2克，食用油少许

烹饪技巧

花生粉沾水后比较黏，所以撒上花生粉后要快速地拌匀，以免其凝聚成团。

扫一扫二维码
视频同步学美味

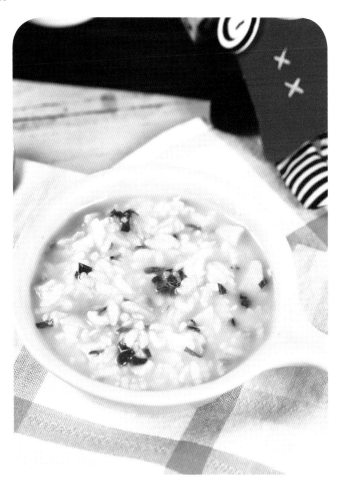

做法

1　鸡胸肉切条形，再切成肉丁；秀珍菇切粗丝，再切成粒；上海青对半切开，再切丝，改切成小块。

2　用油起锅，倒入鸡肉丁，翻炒几下至其松散、变色，下入上海青、秀珍菇，快速翻炒至全部食材断生。

3　倒入备好的鸡汤，搅拌匀，加入少许盐，拌匀调味，略煮片刻。

4　待汤汁沸腾后倒入备好的软饭，拌匀，用中火煮沸，撒上花生粉，拌匀，续煮一会至其溶化，盛出即可。

鲜虾汤饭

【营养功效】此汤饭中含有丰富的维生素 A、铁、钙，具有促进宝宝骨骼发育的作用。

原料

虾仁、胡萝卜各45克，菠菜50克，秀珍菇35克，软饭170克

调料

盐2克

烹饪技巧

切虾仁前，应沿着虾仁的背部剪开，将虾线去除干净，以免影响成品口感。

做法

1 菠菜切成粒；秀珍菇切片，切成丁，再剁成粒；胡萝卜切片，切成丝，改切成粒；虾仁切成丁，剁成粒。

2 汤锅中注入适量清水烧开，倒入胡萝卜、秀珍菇、软饭，用锅勺将其压散、拌匀。

3 盖上锅盖，用小火煮 20 分钟至食材软烂。

4 揭开锅盖，倒入虾仁、菠菜，拌匀煮沸，加入少许盐，拌匀调味。

5 起锅，把煮好的汤饭盛出，装入碗中即可。

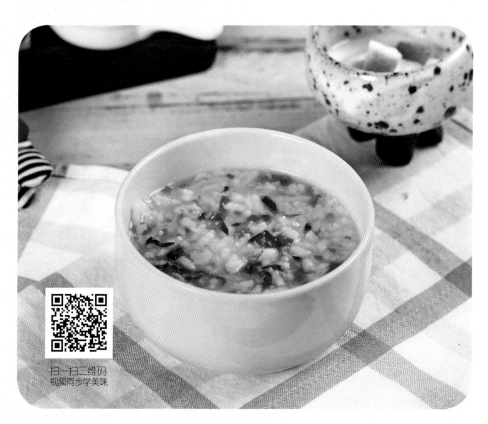

扫一扫二维码
视频同步学美味

南瓜拌饭

【营养功效】 南瓜含有钙、钾、磷、镁等成分，能促进胆汁分泌，加强胃肠蠕动，有利于宝宝的消化。

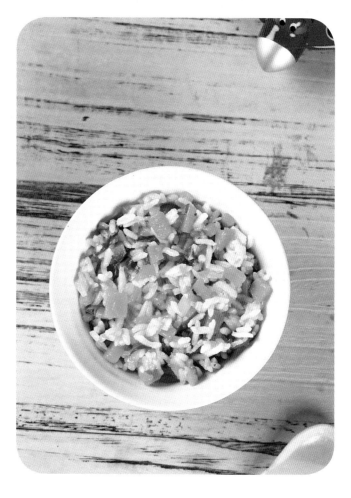

原料

南瓜90克，芥菜叶60克，水发大米150克

调料

盐少许

烹饪技巧

将南瓜、芥菜叶放入锅中煮制时要与大米充分搅拌均匀，加入盐后也要充分搅匀，以保证成品口感均匀。

扫一扫二维码
视频同步学美味

做法

1　去皮的南瓜切片，再切成条，改切成粒；芥菜叶切丝，再切成粒。

2　将大米倒入碗中，加入适量清水。

3　把切好的南瓜放入碗中，备用。

4　分别将装有大米、南瓜的碗放入烧开的蒸锅中。

5　盖上盖，用中火蒸至食材熟透；揭盖，把蒸好的大米和南瓜取出待用。

6　汤锅中注入适量清水烧开，放入芥菜，煮沸，放入蒸好的南瓜和米饭，搅拌均匀。

7　在锅中加入适量盐，拌匀调味，盛出食材，装入碗中即成。

肉丸冬瓜汤

【营养功效】此款汤品中含有丰富的蛋白质、B 族维生素、钙、铁、锌等营养成分，宝宝常食能滋阴润燥、补中益气。

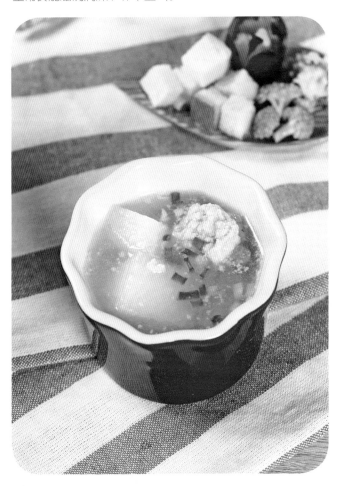

原料

冬瓜500克，五花肉末250克，葱花10克

调料

盐3克，鸡粉2克，淀粉10克

烹饪技巧

有些宝宝喜欢吃瘦肉，妈妈可以稍微调整肥瘦比例，多放一点新鲜的瘦肉。

扫一扫二维码
视频同步学美味

做法

1 洗净的冬瓜切成小块。

2 五花肉末装碗，倒入盐、鸡粉、淀粉，搅拌均匀，腌渍 10 分钟至入味，然后捏成肉丸，装碗待用。

3 取出电饭锅，通电后倒入肉丸，放入冬瓜，倒入适量清水至没过食材。

4 盖上盖子，按下"功能"键，调至"蒸煮"状态，煮 20 分钟至食材熟软入味后，按下"取消"键，打开盖子，倒入葱花，搅拌均匀。

5 断电后将煮好的汤装碗即可。

萝卜排骨浓汤

【营养功效】本汤中除了富含蛋白质和钙，还含有多种微量元素，宝宝食用能增强机体免疫力。

原料

白萝卜100克，排骨300克，葱花3克，姜片5克

调料

盐2克

烹饪技巧

排骨氽水的时间不宜过久，以免影响口感；为了能更好地锻炼宝宝的咀嚼能力，白萝卜也可以切丁。

做法

1　洗净去皮的白萝卜切片，再切块。

2　锅中注入适量的清水大火烧开，然后放入排骨，氽煮片刻至去除血水，捞出，沥干水分，待用。

3　备好电饭锅，倒入排骨、白萝卜、姜片，注入适量清水至漫过食材。

4　盖上锅盖，按下"功能"键，调至"靓汤"状态，定时为1个小时，煮至食材熟透。

5　按下"取消"键，揭开锅盖，放入盐、葱花，搅匀调味。

6　将煮好的汤盛出，装入碗中即可。

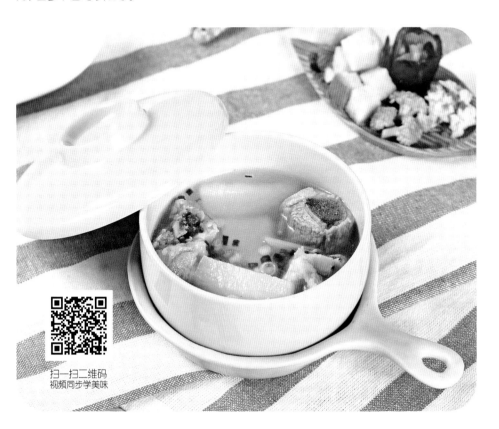

扫一扫二维码
视频同步学美味

银鱼豆腐面

【营养功效】银鱼豆腐面中含有蛋白质、维生素 B₆、铁、钾、钙、锌等营养成分，能补中益气、清洁肠胃，适合宝宝食用。

原料

面条160克，豆腐80克，黄豆芽40克，银鱼干少许，柴鱼片汤500毫升，蛋清15克

调料

盐2克，生抽5毫升，水淀粉适量

烹饪技巧

水淀粉的用量可适当增加一些，这样面条的口感更佳，熬出的面汤也更浓稠。

做法

1 将洗净的豆腐切成小方块，备用。

2 锅中注水烧开，倒入面条，搅匀，煮至面条熟透。

3 关火后捞出煮熟的面条，沥干水分，待用。

4 另起锅，注入柴鱼片汤，放入洗净的银鱼干，拌匀，用大火煮沸，加入少许盐、生抽。

5 倒入洗净的黄豆芽、豆腐块，淋入适量水淀粉，拌匀，煮至食材熟透；然后倒入蛋清，边倒边搅拌，制成汤料，待用。

6 取一个汤碗，放入煮熟的面条，再盛入锅中的汤料即成。

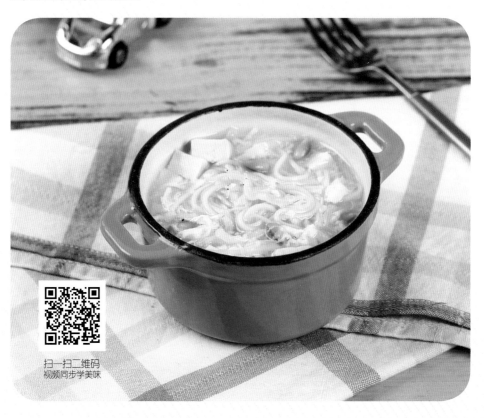

扫一扫二维码
视频同步学美味

丝瓜虾皮汤

【营养功效】虾皮含有丰富的蛋白质和钙，是宝宝的补钙佳品，搭配丝瓜同食，还能理气开胃。

原料

去皮丝瓜180克，虾皮40克

调料

盐2克，芝麻油5毫升，食用油适量

烹饪技巧

虾皮里的盐分较多，所以煮汤时盐不要加太多。另外，丝瓜可以根据宝宝的喜好切成丝。

扫一扫二维码
视频同步学美味

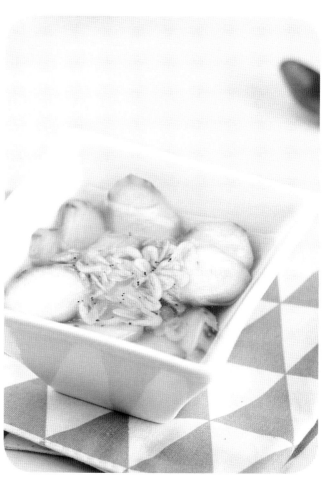

做法

1　洗净去皮的丝瓜切段，改切成片，待用。

2　用油起锅，倒入丝瓜，炒匀，注入适量清水，煮约2分钟至沸腾。

3　放入虾皮，加入盐，稍煮片刻至入味。

4　关火后盛出煮好的汤，装入碗中，淋上芝麻油即可。

四喜蒸苹果

【**营养功效**】苹果含有蛋白质、维生素 A、B 族维生素、锌、铁等营养成分，宝宝食用能益智健脑、增强免疫力。

原料

山楂糕25克，桂圆肉10克，苹果丁150克，糯米饭200克

调料

白糖适量，玫瑰酱10克

烹饪技巧

此品中的原料都易熟，不要蒸太久，以免营养流失、影响口感。

做法

1　洗好的桂圆肉切碎。

2　山楂糕切条，再切丁。

3　取一个蒸碗，倒入山楂糕、桂圆肉、苹果丁，放入玫瑰酱、白糖、糯米饭，拌匀，备用。

4　蒸锅中注入适量清水烧开，放入蒸碗。

5　盖上盖，用大火蒸 30 分钟至食材熟透。

6　揭盖，取出蒸碗。

7　待稍微放凉后即可食用。

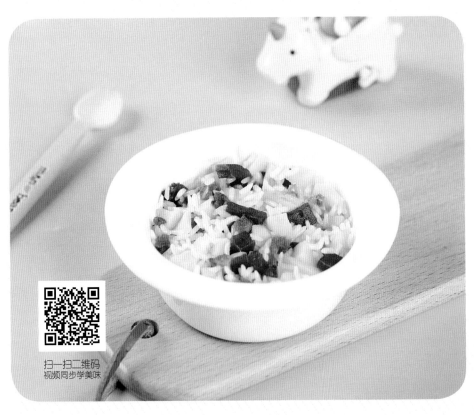

扫一扫二维码
视频同步学美味

虾菇青菜

【营养功效】 虾仁的蛋白质、钙含量丰富，且其肉质松软、易消化，是此阶段宝宝保障骨骼健康发育的佳品。

原料

上海青85克，虾仁40克，鲜香菇35克

调料

盐3克，鸡粉2克，水淀粉、食用油各适量

烹饪技巧

焯上海青时，可先下入菜梗煮一会儿，再放入菜叶，这样焯好的上海青口感更好。

扫一扫二维码
视频同步学美味

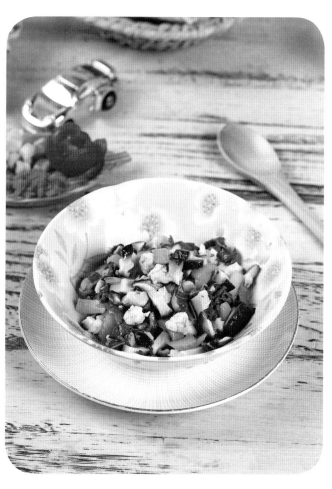

做法

1 香菇切片，再切成丁；上海青切成条，再切成丁。

2 虾仁挑出虾线，再切成肉丁放在小碟子中，放入盐、鸡粉、水淀粉，拌匀，注入食用油，腌渍至入味。

3 锅中注水烧开，加入食用油、盐、香菇丁，拌匀，略煮片刻。

4 倒入上海青，拌匀，焯约半分钟，捞出，沥干水分，放在盘中待用。

5 用油起锅，倒入虾肉丁，炒至虾身弯曲、变色，放入焯过的食材，炒至熟软，加入鸡粉、盐调味。

6 关火后盛出即成。

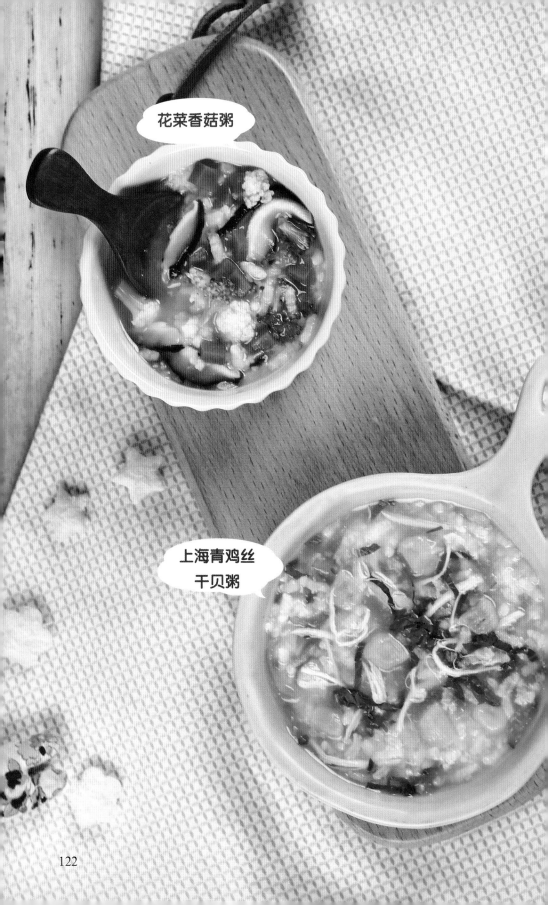

花菜香菇粥

上海青鸡丝
干贝粥

花菜香菇粥

【营养功效】香菇含有蛋白质、B 族维生素、叶酸、膳食纤维、铁、钾等营养成分，宝宝常食能增强免疫力。

扫一扫二维码
视频同步学美味

原料

西蓝花100克，花菜、胡萝卜各80克，大米200克，香菇、葱花各少许

调料

盐2克

做法

1　胡萝卜切成丁；香菇切成条；花菜去除菜梗，切成小朵；西蓝花去除菜梗，切成小朵，备用。

2　砂锅中注入适量清水烧开，倒入洗好的大米，盖上盖，用大火煮开后转小火煮 40 分钟。

3　揭盖，倒入香菇、胡萝卜、花菜、西蓝花，拌匀，盖上盖，续煮至食材熟透。

4　揭盖，放入少许盐，拌匀调味。

5　关火后盛出煮好的粥，装入碗中，撒上葱花即可。

上海青鸡丝干贝粥

【营养功效】上海青含有蛋白质、膳食纤维、维生素 B_1、维生素 B_2 等营养成分，能帮助宝宝保护视力、预防便秘。

扫一扫二维码
视频同步学美味

原料

水发大米220克，熟鸡胸肉50克，上海青45克，干贝碎30克

调料

盐2克，鸡粉少许

做法

1　上海青切段，再切细丝；熟鸡胸肉撕成丝，待用。

2　砂锅中注水烧热，倒入大米，撒上干贝碎，拌匀，盖上盖，烧开后用小火煮至米粒变软。

3　揭盖，倒入鸡肉丝，搅匀；盖上盖，用小火续煮至食材熟透；揭盖，加入盐、鸡粉，调味。

4　倒入切好的上海青，拌匀，煮至断生。

5　关火后盛出煮好的粥，装入碗中即成。

紫菜萝卜饭

【营养功效】紫菜和胡萝卜中都含有丰富的胡萝卜素，宝宝常食可以保护视力。

原料

去皮白萝卜55克，去皮胡萝卜60克，水发大米95克，紫菜碎15克

烹饪技巧

紫菜煮的时间不宜过久，建议在短时间内煮熟，这样口感会更好，也可以避免流失过多的营养成分。

做法

1 洗净去皮的白萝卜切丁；洗净去皮的胡萝卜切丁，待用。

2 砂锅中注水烧开，倒入泡好的大米，搅匀，放入白萝卜丁、胡萝卜丁，搅拌均匀。

3 加盖，用大火煮开后转小火煮45分钟至食材熟软。

4 揭盖，倒入紫菜碎，搅匀。

5 加盖，焖5分钟至紫菜味香浓。

6 关火后将煮好的紫菜萝卜饭装碗即可。

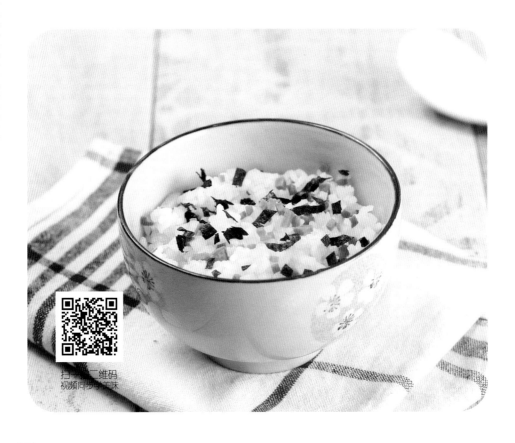

扫一扫二维码
视频同步学美味

牛肉白菜汤饭

【营养功效】汤饭中含有蛋白质、膳食纤维、胡萝卜素、维生素 E 等营养成分，具有开胃消食、通便排毒等功效。

原料

牛肉110克，虾仁60克，胡萝卜55克，白菜70克，米饭130克，海带汤300毫升

调料

芝麻油少许

烹饪技巧

白菜烹制前一定要用清水洗干净；牛肉可烹制得鲜嫩些，这样饭会更香，宝宝更爱吃。

扫一扫二维码
视频同步学美味

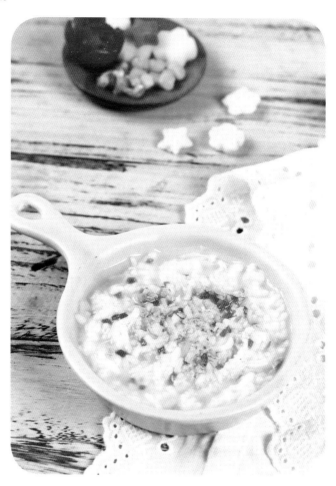

做法

1　锅中注水烧开，放入牛肉，煮至其断生，捞出，沥干水分，放凉，切粒。

2　沸水锅中倒入虾仁，煮至变色，捞出，沥干水分，剁碎，备用。

3　胡萝卜切粒，白菜切丝。

4　砂锅置于火上，倒入海带汤、牛肉、虾仁、胡萝卜，拌匀，盖上盖，烧开后用小火煮 10 分钟，揭开盖，倒入米饭，放入白菜，拌匀。

5　盖上盖，用中火续煮约 10 分钟至食材熟透；揭开盖，淋入芝麻油，搅拌均匀。

6　关火后盛出煮好的汤饭即可。

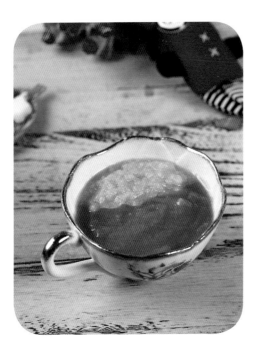

包菜南瓜糊

原料 南瓜瓤、包菜各5克

调料 盐1克

做法

1 将南瓜瓤煮熟后用篦子榨出浆汁，用1~2勺热水调和，装碗。

2 锅中放入适量清水，大火烧开，放入包菜，加入盐，煮熟，待用。

3 将煮熟的包菜切碎，使用篦子榨出浆汁，点缀在南瓜上即可。

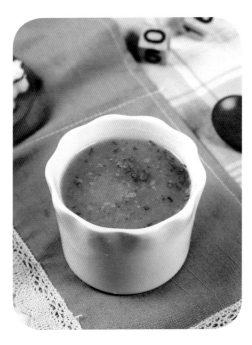

上海青浓汤

原料 上海青叶2片，土豆15克，牛奶5克

做法

1 将上海青叶切碎，待用。

2 土豆去皮，切成片。

3 锅中注入适量清水，放入上海青碎和土豆片，倒入牛奶，大火煮至熟，关火，放凉待用。

4 将锅中食材倒入搅拌机中，待食材打碎后盛入碗中即可。

香浓西红柿羹

原料　胡萝卜100克，西红柿150克，高汤少许

做法

1　将胡萝卜洗净去皮，切成小丁，再用刀背研磨成泥，备用。

2　将西红柿汆烫去皮后放入搅拌机，搅拌成汁，待用。

3　锅中倒入少许高汤，放入胡萝卜泥和西红柿汁，用大火煮开，熟透后盛入盘中即可。

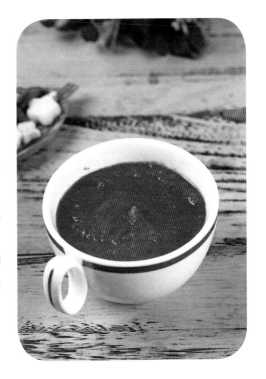

黄瓜饼

原料　黄瓜150克，面粉50克

调料　食用油少许

做法

1　将黄瓜去皮，切成小块。

2　将黄瓜块榨成汁，取100克待用。

3　将100克黄瓜汁与面粉混合搅拌，至呈均匀液体状。

4　平底锅中薄薄地刷一层食用油，烧热，用小勺子舀入黄瓜面糊，用小火煎至凝固后翻面，再稍微煎一会儿即可出锅。

5　将饼装入盘中，稍稍冷却后即可食用。

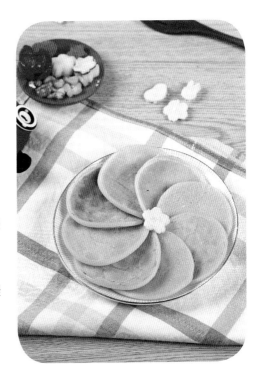

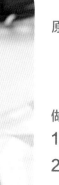

紫菜手卷

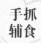
手抓
辅食

原料 　米饭30克，胡萝卜丝10克，芝麻核桃粉少许，寿司专用紫菜1/2张

做法

1　将米饭煮熟后用饭勺拨散，放至温热。

2　锅中注水烧开，放入胡萝卜丝，焯熟，捞出待用。

3　将紫菜均匀地分成数份。

4　在紫菜上铺一层米饭，撒上芝麻核桃粉，放入胡萝卜丝，卷成小卷即可。

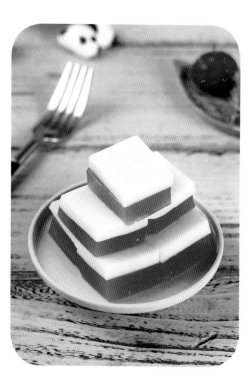

牛奶豌豆黄

原料 　去皮豌豆300克，牛奶600毫升，琼脂15克

调料 　白砂糖60克

做法

1　将豌豆煮烂后和汁水一同倒入搅拌机中，搅打成豌豆汁，过滤。

2　锅中倒入清水，加入40克白砂糖、5克琼脂、豌豆汁，拌匀，盛入盒中，放入冰箱冷藏1小时，使其彻底凝固。

3　将牛奶倒入锅中，加入20克白砂糖和10克琼脂，加热至溶化，倒入豌豆黄中，放入冰箱冷藏1小时即可。

自制香肠

原料　猪瘦肉120克，胡萝卜、鸡蛋
　　　　清各20克，淀粉30克

做法

1　将猪瘦肉反复冲洗，切成薄片；胡萝卜洗净去皮，切成小丁。

2　将猪瘦肉和胡萝卜倒进搅拌机中，搅拌成细腻的肉馅，装入碗中，倒入蛋清、淀粉，放入适量清水，顺时针搅拌均匀。

3　将拌好的肉馅装入裱花袋中，剪一个小口，把肉馅挤到锡纸上，拧住两头。

4　蒸锅上火烧开，放入肉馅，蒸25分钟，然后剥掉锡纸，装入盘中即可。

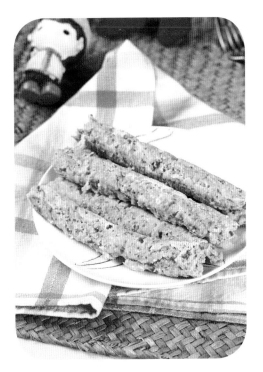

蛋黄小溶豆

原料　蛋黄3个，柠檬汁少许，配方乳8毫升

调料　糖粉5克

做法

1　将糖粉倒入蛋黄中，加入柠檬汁；用打蛋器打发蛋黄，至蛋液变浅糊状。

2　往蛋黄中倒入配方乳，快速搅拌均匀，装入裱花袋中。

3　裱花袋底端开一个小口，将蛋黄糊挤到装有吸油纸的烤盘中。

4　将烤箱上下管预热5分钟，放入烤盘，烤8分钟，取出烤盘，将溶豆装盘即可。

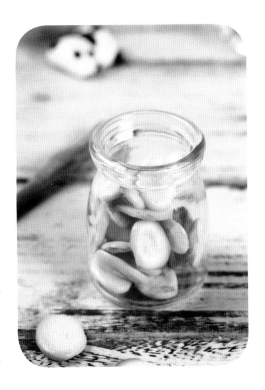

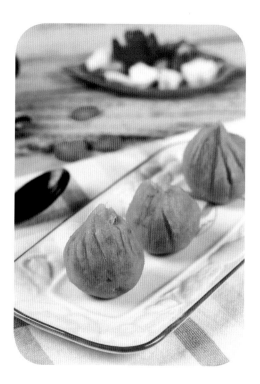

香甜红薯球

原料　红薯200克，配方乳15毫
升，无盐黄油20克

做法

1　红薯洗净去皮，切成片，放在盘子里，
移入蒸锅，大火蒸至熟软。

2　趁热取出蒸熟的红薯，加入无盐黄油
和配方乳，压碎搅拌成薯泥，放至温凉。

3　取适量薯泥放入保鲜膜中，拉起保鲜
膜四角，沿同一方向缠绕，直到将其
压实成球状即可。

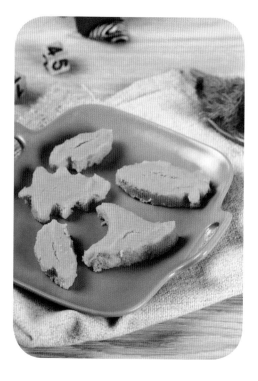

南瓜米糕

原料　南瓜100克，大米粉50克，鸡
蛋1个

调料　食用油少许

做法

1　将南瓜蒸熟后搅拌成泥状；将鸡蛋的
蛋清和蛋黄分离，打发蛋白。

2　将大米粉、南瓜泥、蛋黄放入一个盆中，
搅拌成糊状，分次倒入蛋白，搅拌均匀。

3　取模具，涂一层油，将面糊倒入模具中。

4　蒸锅中注水，放入模具，盖上锅盖蒸
15分钟，待时间到，取出模具，给南
瓜米糕脱膜即可。

香蕉卷

原料　鸡蛋1个，白吐司1片，香蕉1根

调料　食用油适量

做法

1　将白吐司的四个边切掉，再用擀面杖稍微擀一下，压扁；鸡蛋打散。

2　香蕉去皮，放入白吐司中，卷起白吐司。

3　将白吐司卷放入打散的鸡蛋中慢慢地滚上一圈，让吐司充分吸收蛋液。

4　将平底锅烧热，放入适量食用油，小火加热，放入吐司卷慢慢煎，一面微黄换另一面，待熟透后盛出即可。

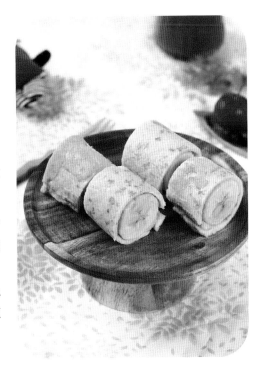

香煎藕饼

原料　莲藕1节，鸡蛋1个，面粉20克

调料　食用油适量

做法

1　莲藕去皮，用搅拌机搅碎，过滤掉水分，待用。

2　鸡蛋打入碗中，取蛋清，待用。

3　将莲藕、蛋清、面粉装入大碗中，搅拌均匀，用手揉搓成团，用手掌压扁，制成莲藕饼生坯。

4　平底锅中刷一层油，放入生坯，小火慢煎，待一面煎至微黄后翻面，每面煎两次，然后装盘即可。

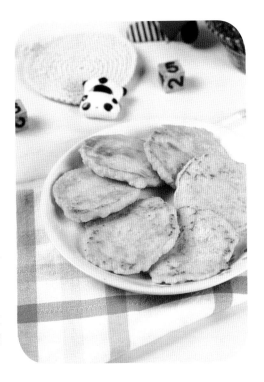

春节 不必点燃"新年快乐"的篝火，也无须布置喜庆的殿堂，只要亲人欢聚一堂，年味儿就会满溢。值此传统佳节，让宝宝感受年味，除了聆听满堂欢声笑语外，也可以通过美食，让宝宝记住年的味道。

三色二米粥

原料

大米、小米各30克，胡萝卜6克，西蓝花、三文鱼各5克

做法

1 将大米与小米洗净，放入锅中，加入适量水，煲成二米粥。

2 分别将三文鱼、胡萝卜、西蓝花蒸熟，将三文鱼碾碎，胡萝卜压碎，西蓝花取较嫩的部分切碎。

3 将二米粥盛入碗中，再分别将三文鱼、胡萝卜、西蓝花放在粥上，摆成三色二米粥即可。

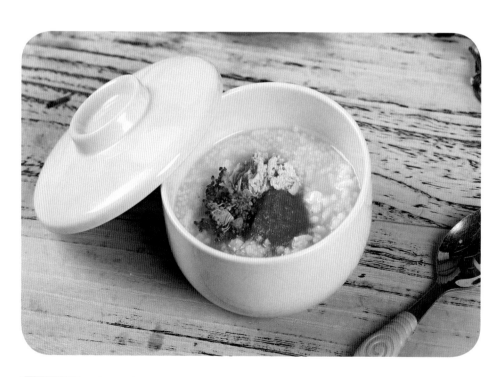

温馨提示 让宝宝在节日的美食中感受隆重的年味儿，看着这碗中的喜庆色彩，宝宝也会食指大动。此菜品适合1岁以上的宝宝食用。

儿童节　送走春天的清爽，伴着夏天的暖阳，又迎来了一年一度的六一国际儿童节。一家人其乐融融地团聚在一起为宝宝过儿童节，享受着真实存在的小幸福，想想这该是一幅多么温馨的画面。

小猪蛋羹

原料

鸡蛋 1 个，火腿 3 片，
紫菜少许

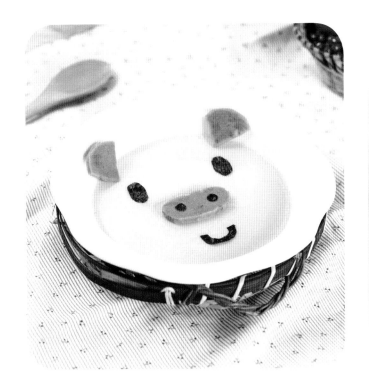

做法

1　将鸡蛋打入碗中，用筷子打散，加入适量清水，搅匀。

2　将蛋液过筛后放入有盖的碗中，盖上碗盖。

3　将碗放入注水的蒸锅中，大火烧开后转小火蒸5分钟。

4　用火腿切成小猪的耳朵和鼻子，用紫菜剪出小猪的嘴巴、眼睛和鼻孔。

5　取出蒸好的蛋羹，将备好的火腿和紫菜摆放在蛋羹上即可。

温馨提示　可爱的小猪在儿童节肯定会大受欢迎。此菜制作简单，妈妈很容易上手，适合 1 岁以上的宝宝食用。

笑脸南瓜酱

原料

南瓜 10 克，儿童高汤 5 毫升，菠菜叶 3 片，圣女果 1 个

做法

1　将南瓜加热变软后研碎过滤，用儿童高汤冲调开，待用。

2　将菠菜叶煮熟后挤干水分，研碎过滤，待用。

3　圣女果去蒂，切开去籽，研碎过滤，待用。

4　将南瓜泥盛入盘中，用菠菜泥做眼睛，圣女果泥做嘴巴点缀即可。

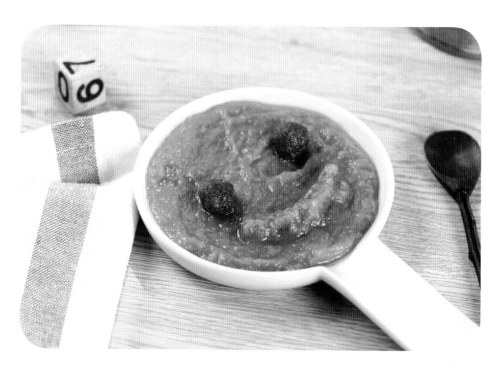

温馨提示 秋季狂欢万圣节处处都有南瓜的身影，来一款笑脸南瓜羹极为应景。此菜品适合 6 个月以上的宝宝食用。

圣诞节 提到圣诞节，首先想到的便是孩子们所期待的和蔼可亲的圣诞老人。当然，在圣诞节里，除去圣诞老人这一"标配"外，人们还忘不了装饰着礼物、彩花、彩灯、星星的圣诞树，当彩灯点亮后，圣诞树光华四射、分外迷人。

雪人蔬果泥

原料

西红柿泥（去皮去籽）
2 小匙，土豆泥15 克，
黑芝麻 2 粒，红萝卜
少许，圣女果 1 颗

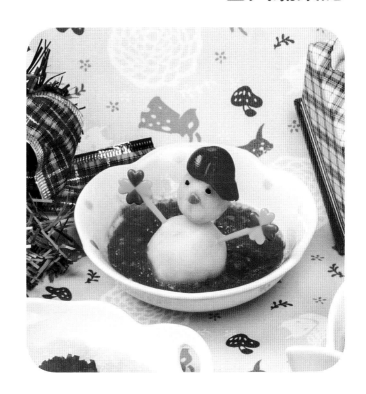

做法

1 将土豆泥放在容器中，堆叠成立体雪人。

2 把西红柿泥均匀地倒在雪人周围。

3 把2 粒黑芝麻放在雪人眼睛位置上。

4 切一小段红萝卜插在雪人鼻子位置上。

5 再用圣女果做雪人的帽子即成。

温馨提示 可爱的小雪人既好看又好吃，可以陪伴宝宝度过幸福的圣诞节。此菜品用料简单，适合 5 个月以上的宝宝食用。

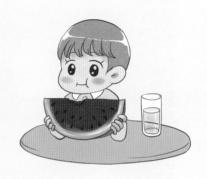

妈妈，我长高高、变壮壮的秘密武器就是各种营养元素哦！赶快帮我补起来吧！

补对营养素，
为宝宝的健康加分

　　妈妈们还在担心自家宝贝长不高、没食欲、抵抗力差吗？你知道造成这些亚健康状态的幕后凶手就是营养元素的缺失吗？不想陷入宝贝生病、爸妈手足无措的困境，更不想因为营养元素的缺失对宝贝健康成长造成不良影响，就一定要及时给宝宝补充各种营养元素，还要把控好营养元素的摄入量，让孩子健康成长，让爸妈远离担惊受怕！

一、宝宝补铁更强健

铁是人体必不可少的营养元素，宝宝缺铁会直接影响身体健康和生长发育，所以，营养专家建议，在婴幼儿期就应给宝宝补铁，并且食补是首选的补铁方式。

1 宝宝缺铁危害大

铁缺乏是一种全球性的营养缺乏性疾病，在婴幼儿身上尤为突出。宝宝若不能从膳食或膳食外得到足够的铁，就可能发生营养性铁减少，甚至导致缺铁性贫血。虽然近年来，婴幼儿缺铁性贫血的患病率已显著降低，但缺铁现象依然普遍存在，铁缺乏仍是影响婴幼儿健康成长的重要因素之一。

影响体内含铁酶的活性，从而降低能量代谢，导致宝宝生长发育不良

降低免疫力，增加反复感染的机会，使宝宝容易出现腹泻和呼吸道感染等

缺铁

对认知功能和行为发育有长期的、不可逆的损害，并可持续到儿童期

增加机体对有毒重金属的吸收，如铅、镉等，损害孩子的身体健康

2 你的孩子需要补铁吗？

宝宝体内的铁，最初来自于母体，宝宝可通过吸吮妈妈的母乳来补铁，但量有限，仅供5个月左右大小的宝宝之需。随着宝宝长大，对铁的需求会增多，而母乳本身的含铁量却会随着时间的增长而降低，且乳类中含铁量有限，所以宝宝很容易缺铁。这时，父母就需要及时给宝宝添加辅食，并注意辅食的数量是否充足，里面含铁丰富的食物是否足够。一般来说，婴儿期铁的需求量是6～10毫克/天，幼儿期是10～15毫克/天。

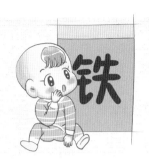

6个月～3岁的婴幼儿生长发育快，对营养的需求量大，更容易缺铁

平时，家长应留心观察孩子的身体征兆，若孩子经常出现以下情况，应注意孩子是否存在铁缺乏，并及时给孩子补铁：

↳ 面色发黄，口唇苍白　　　　↳ 睡眠浅，容易惊醒
↳ 食欲不好　　　　　　　　　↳ 易烦躁，爱哭闹
↳ 不爱笑，不活泼　　　　　　↳ 容易出现呕吐、腹泻等

3　补铁，首选食补

从宝宝开始添加辅食起，妈妈就要注意宝宝膳食中铁的含量，把食物补铁放在重要的位置。

日常饮食中含铁丰富的食物中所含的铁通常可分为两类：

血红素铁。血红素铁主要存在于动物性食物中，如动物血、动物肝脏、红瘦肉等。这类食物中的铁吸收率高，一般都在10%或以上，而且不易受膳食中干扰因素的影响。

非血红素铁。非血红素铁主要存在于植物性食物中，如绿叶蔬菜、豆类、干果类、海产品等。这类食物中的铁吸收率较低，均在10%以下，且容易受到膳食中干扰因素的影响，如烹饪方式、食物搭配等。

4 需药物补铁的情况

宝宝平时可以通过食物来补铁，但如果出现缺铁性贫血，单纯依靠食物补充是很难把累积缺乏的铁补足的。若诊断有缺铁性贫血，血清铁和血色素降低，通过三四周食补无改善者，应咨询医生，在医生的指导下进行药物补铁。

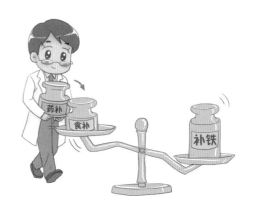

药物补充的同时也不要忘了食补。因为宝宝一旦发生缺铁性贫血，不管怎样治疗，都需要数月的时间才能恢复正常。

5 铁补多了也有害

妈妈们可千万不要认为铁剂是营养药，多多益善。任何补药都要适量，特别是对于婴幼儿来说。铁剂不能长时间服用，因为铁有蓄积性，长期服用会造成体内铁过量，引起含铁血红素血症，还会造成脑部神经损伤，危害宝宝的健康。铁过量还会影响其他微量元素的吸收，特别是锌的吸收，造成缺锌症，妨碍婴幼儿的生长发育。

药物补铁一定要从小剂量开始，而后逐渐增加到每天需要的服用量。铁剂最好在饭后服用，以免刺激胃黏膜，且药补的同时，也不要忘了食补。通常建议补充三四周，停一周后复查血清铁和血色素，再根据医生的建议进行调整。

6 哺乳妈妈也需要补铁

通常来说，五六个月以内的宝宝纯母乳喂养时，并不会缺铁，因为母乳中本身含有的铁就能满足小月龄宝宝的成长需求。不过，由于分娩过程中血液和元气的损耗，很多妈妈通常会出现气血两虚的情况，导致乳汁不足，尤其是本身体质就不好的妈妈。随着宝宝渐渐长大，对铁的需求量也会增大。所以，哺乳妈妈也要多补铁，多吃含铁丰富的食物，这样既能为妈妈补身体，又能让奶水充足，宝宝也能吸收到更好、更多的营养。

哺乳妈妈补铁如非医生特别要求，也应尽量选择食补，而且食补补铁可以延续整个哺乳期，以满足妈妈和宝宝所需。

宝宝补铁食谱

海带绿豆汤

原料　海带70克，水发绿豆80克

调料　冰糖50克

做法

1　洗净的海带切成小块。

2　锅中注水烧开，倒入洗净的绿豆；盖上盖，烧开后小火煮 30 分钟。

3　揭盖，倒入海带，加冰糖，搅拌均匀；盖上盖，用小火续煮 10 分钟。

4　揭开盖，搅拌片刻，盛出煮好的汤料，装入碗中即可。

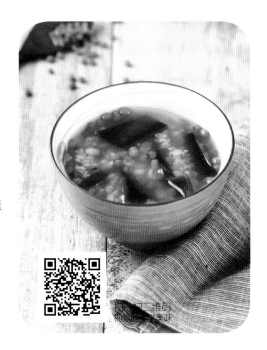

扫一扫二维码
视频同步学美味

鸡肝圣女果米粥

原料　水发大米100克，圣女果70克，小白菜60克，鸡肝50克

调料　盐少许

做法

1　焯除大米之外的食材，然后切碎备用。

2　锅中注水烧开，倒入大米，小火煮约 30 分钟。

3　倒入焯好的圣女果、鸡肝泥，加入盐，拌匀，至入味；关火后盛出煮好的粥，放在碗中，撒上小白菜末即成。

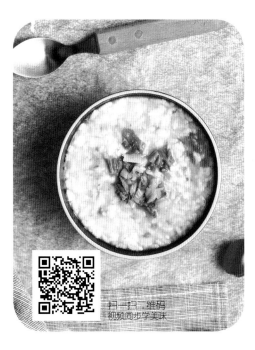

扫一扫二维码
视频同步学美味

二、宝宝补钙长更高

钙是人体的生命元素，在宝宝骨骼发育、大脑发育、牙齿发育等方面发挥了重要的作用。婴幼儿时期是人体生长发育速度非常快的一段时间，需要大量的钙质。

1 宝宝缺钙危害大

缺钙是一种常见的营养缺乏性疾病，在0～3岁的宝宝中尤其多见。钙缺乏会对宝宝的身体造成极大的损害，具体来说，包括以下方面：爱啼哭；不易入睡或不易进入深睡状态，入睡后易惊醒、多汗；阵发性腹痛、腹泻；抽筋；胸骨疼痛；"X"型腿、"O"型腿；鸡胸；指甲灰白或有白痕；厌食、偏食；白天烦躁、坐立不安；智力发育迟；说话晚、学步晚、出牙晚；牙齿排列稀疏、不整齐、不紧密，牙齿呈尖形或锯齿形；头发稀疏；健康状况不好，容易感冒等。

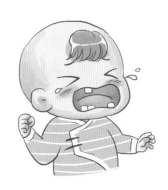

2 你的孩子需要补钙吗？

婴幼儿每日钙元素的生理需求量为：0～6个月300～400毫克；6～12个月400～600毫克；1～3岁600毫克。为了保证宝宝从母乳中吸收到足够的钙质，哺乳期的新妈妈每日应摄入钙元素1500～1800毫克。

纯母乳喂养时，只要妈妈摄入足够的钙，就不需要给宝宝额外补充。配方乳喂养时，大多数宝宝能达到正常奶量，奶中所含的钙足够宝宝生长发育所需，也不需要额外补充。

配方乳喂养宝宝时，如新生儿每天奶量不足300毫升、2月龄婴儿每天奶量不足400毫升、3月龄婴儿每天奶量不足500毫升、4月龄婴儿每天奶量不足600毫升、5月龄婴儿每天奶量不足700毫升、6月龄婴儿每日奶量不足800毫升者，每减少100毫升，需额外补充钙元素70毫克。

3　补钙，多吃高钙食物

钙广泛存在于食物之中，水中也有钙质。给孩子补钙，最好的办法就是多给他吃一些含钙量高的食物。

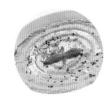

在日常食物中含钙量最丰富的是芝麻酱，每100克芝麻酱中的钙含量为1057毫克。作为酱料添加在宝宝的辅食中，香甜又可口，很受宝宝欢迎。

奶及奶制品中不但含钙丰富，且吸收率高。喝250克牛奶，得到的钙总量达近300毫克。

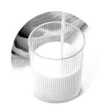

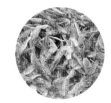

从营养成分表来看，虾皮的含钙量是同等重量牛奶的十几倍。但是虾皮中只有钙，没有帮助钙吸收的元素。

大豆本身含钙量并不算高，100克干大豆只有91毫克钙。而100克豆腐的钙含量可达164毫克，因此，可以用豆腐、豆腐丝、豆腐干等豆制品给宝宝制作辅食。

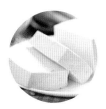

4　补钙要选好"搭档"

钙的吸收有赖于充足的维生素D，补钙却没有同时补充足够的维生素D会事倍功半。维生素D的获取有两个途径，一是日光照射皮肤产生骨化醇，二是通过食物获取。婴儿不能吃油脂食物，从食物中获取的维生素D有限，如果不能保证宝宝每天接受日光照射2小时以上，就要额外补充维生素D。

某些氨基酸可与钙形成可溶性钙盐，有利于钙吸收。乳糖可促进钙的吸收。另外，钙的吸收和利用还与钙、磷、镁三者的比例有关，维生素A又参与钙代谢。所以，妈妈不可忽视宝宝对磷、镁、维生素A的摄入。磷和镁广泛存在于食物（包括奶）和水中，不容易缺乏；维生素A主要从油脂食物和奶中获取，婴儿油脂食物摄入少，所以，在补充维生素D的同时应补充维生素A（维生素AD混合制剂）。

5 补多少钙，根据孩子的发育来

给宝宝补钙，除了选好"搭档"之外，还要掌握好量，盲目补钙可能会造成钙质过多，给宝宝身体带来不必要的负担。补充多少钙能够达到宝宝的生理需求量？这要根据孩子的生长发育情况来决定。

宝宝年龄	每日钙的需求量（毫克）
0～6个月	300~400
6～12个月	400~600
1～3岁	600

给宝宝补钙之前，首先要计算从食物中能获取多少钙，如果钙质充足，则不需要再额外补充钙；如果钙质不足，则可以适当多摄入一些高钙食物。

另外，有可能今天宝宝摄入钙量比生理需求量少些，明天可能又多些，只要膳食结构合理，宝宝吃得正常，没有疾病，平均每天获取的营养素基本均衡即可。妈妈需要重视的不仅是某一元素的摄入量，更要注意保证宝宝膳食平衡。

6 补钙必须在医生的指导下进行

钙质的补充，必须在儿科医生的指导下进行。

除了判断宝宝是否缺钙外，医生还会考虑以下问题：

1 在宝宝还没有添加辅食而补充钙剂，要考虑钙中对宝宝胃的腐蚀作用。

2 尽量不给4个月以下的宝宝额外补充钙剂，以免影响宝宝的食欲，影响母乳的摄入量。

3 食欲差的宝宝暂时不补充钙剂，先解决食欲问题，再考虑钙的补充。

4 大便干燥的宝宝少补充或不额外补充钙剂，以解决便秘为首要任务。

5 钙的吸收有一定的阈值，多余的钙质由人体排出时会导致便秘，因此并不是摄入的钙越多越好。

6 人体在钙的需求量大时，钙的吸收率增加，母乳、辅食正值高峰期，钙的需要量很大，因而钙的吸收率最高；需求量小时，吸收率则降低。

宝宝补钙食谱

牛奶鸡蛋小米粥

原料　水发小米180克，鸡蛋1个，牛奶160毫升

调料　白糖适量

做法

1　把鸡蛋打成蛋液。

2　砂锅中注水烧热，倒入洗净的小米；烧开后转小火煮约55分钟。

3　倒入牛奶煮沸；加入白糖、蛋液，拌匀，转中火稍煮，至液面呈现蛋花；关火后盛出即可。

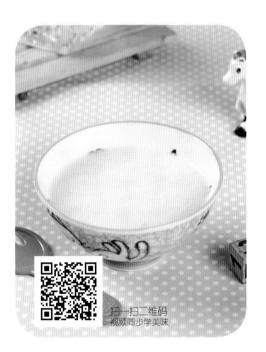

扫一扫二维码
视频同步学美味

豆腐牛肉饭

原料　水发大米150克，牛肉80克，豆腐90克

做法

1　洗净的牛肉切碎，待用。

2　砂锅置火上，倒入约800毫升清水烧热，放入牛肉碎，搅匀至转色后倒入泡好的大米，搅匀，用大火煮开后转小火续煮20分钟至大米微软。

3　揭开盖，放入豆腐，将豆腐捣碎。

4　加盖，续煮10分钟至食材熟软即可。

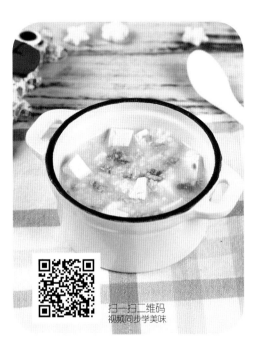

扫一扫二维码
视频同步学美味

三、宝宝补锌吃饭香

锌是人体必需的微量元素之一，被许多科学家称为"生命之素"，对人体的许多正常生理功能的完成起着极为重要的作用，婴幼儿的健康成长离不开锌。

1 锌对宝宝的作用

锌不仅在核酸、蛋白质的生物合成中起着重要作用，还参与碳水化合物和维生素A的代谢过程，能维持胰腺、性腺、脑下垂体、消化系统和皮肤的正常功能。

提高免疫力

锌可为人体免疫器官提供必须的营养元素。锌能够分解T淋巴细胞，增强细胞免疫功能，从而保护胸腺的健康发育。

加快伤口愈合

锌可加快伤口愈合，这是因为人体新陈代谢需要多种酶，而锌是这些酶的激活因子，从而有利于人体表皮细胞分裂生长。

利于视觉发育

锌对眼睛有益，是因为锌有促进维生素A吸收的作用。维生素A能促进宝宝的视力发育，可以预防夜盲症、干眼症等。

2 宝宝缺锌危害大

锌是人体必不可少的微量元素，缺锌对宝宝的危害不容小觑。

◆锌是唾液淀粉酶的重要成分，宝宝体内缺锌将会影响味觉，导致宝宝食欲不振，甚至出现偏食、挑食等现象。

◆如果宝宝缺乏锌元素，皮肤可能会变得粗糙，甚至会引起各种皮肤问题。

◆锌能够合成胶原蛋白及上皮组织，缺锌将影响伤口愈合，造成伤口久治不愈。

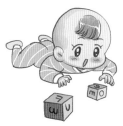

◆锌在骨骼发育中起着至关重要的作用，它能影响细胞分化速度，对人体骨骼发育及钙化产生一定的影响，缺少锌元素会使生长发育的速度减慢。

◆锌能有效促进大脑学习记忆功能区的发展。缺乏锌元素，可能造成宝宝记忆力下降，影响宝宝大脑发育。

3　你的孩子需要补锌吗？

正常宝宝不需要补锌

母乳中锌的含量比较高，配方乳中多配有锌元素，因此，母乳、配方乳喂养的婴儿不易缺锌。随着月龄的增加，开始添加辅食，蛋黄、瘦肉、鱼、动物肝脏、豆类和坚果类含锌较丰富，从辅食中婴儿也能获取锌。合理膳食、生长发育正常的宝宝不需要额外补锌。

每日锌的需求量

宝宝每日的锌需求量与年龄有关，4 个月以内的婴儿需 3 毫克 / 天，6 ～ 12 个月需 5 毫克 / 天，1 ～ 3 岁儿童需 10 毫克 / 天。由此可见，宝宝每日锌需求量非常小，除非严重挑食、长期慢性腹泻等情况，一般宝宝不需要特别补充锌元素。

缺锌的表现

宝宝缺锌初期没有任何症状，但血液检查有异常。长期缺锌的宝宝可出现厌食、异食癖、智力低下、免疫力下降（如反复呼吸道感染）、无意识地咬手指、撕咬手部皮肤及指甲、生长发育不良等情况。

4　哪些宝宝容易缺锌？

◆妈妈在孕期摄取锌不足。孕期妇女对锌的需求量约为100毫克/天，其中大概50％被胎儿吸收，而胎儿对锌的需求在孕晚期达到峰值，如果准妈妈的一日三餐中缺乏含锌食品，势必会影响胎儿对锌的吸收，孩子出生后就易缺锌。

◆早产。早产会导致宝宝失去在妈妈体内贮备锌元素的黄金时间，造成先天性锌不足。

◆非母乳喂养。母乳含锌量极为丰富，可达正常人血锌浓度的6～7倍，且吸收率高达42％，这是任何非母乳食品都不能企及的。

◆偏食多动。爱动是孩子的天性，特别是在炎热的夏季，孩子每天随汗液排出的锌可达2～3毫克，若孩子还存在挑食、偏食的情况，就很容易缺锌。

◆体弱多病。这类孩子往往食欲减退，动物性蛋白摄入较少，导致从食物中摄入的锌量不足。

◆经常腹泻。消化吸收功能不好、容易腹泻的孩子也容易缺锌。

5　缺锌不严重时，药补不如食补

对于轻度缺锌的宝宝，平时多吃含锌量高的食物就可以了。含锌量较高的食物有：

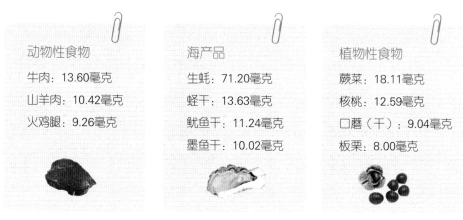

动物性食物

牛肉：13.60毫克

山羊肉：10.42毫克

火鸡腿：9.26毫克

海产品

生蚝：71.20毫克

蛏干：13.63毫克

鱿鱼干：11.24毫克

墨鱼干：10.02毫克

植物性食物

蕨菜：18.11毫克

核桃：12.59毫克

口蘑（干）：9.04毫克

板栗：8.00毫克

※ 数据为每100克食物中的含锌量

注意，辅食不要做得太精细，否则会导致食物中矿物质锌的流失。此外，不要给宝宝吃含糖和纤维素太多的食物，以免影响锌的吸收。

缺锌严重的宝宝，除了食补之外，可遵医嘱补充锌剂。一般用药要限定时间，不可超过2~4个月，复查正常后应及时停药，因为锌的有效剂量与中毒剂量相距甚小，锌摄入过量会导致中毒。

6　给孩子补锌的注意事项

◆锌制剂不要和牛奶一起服用。葡萄糖酸锌中的锌元素容易和牛奶中的蛋白质相结合，导致肠道难以消化和吸收。建议在喝牛奶1小时后再服用锌制剂。其他高蛋白饮品，如乳酸类的饮料及豆浆，也不适合与锌制剂一同服用。

◆钙剂和锌剂不能同时服用。若同时给宝宝补充锌剂和钙剂，会相互抑制吸收，因此需错开时间服用。可上午补充锌剂，下午或晚上睡觉前补充钙剂。

◆补锌不是越多越好。人体内的微量元素有一定的比例，体内锌含量过高，会干扰其他微量元素如铁、铜等的正常代谢，还会引起恶心、呕吐、发热等中毒症状，对健康有害。

◆根据缺锌程度决定补充时间。应根据宝宝缺锌的原因和程度决定补充剂量和服药时间，在服药期间应注意观察疗效，随时调整治疗方案，以免补锌过多。此外，为了利于锌的吸收，最好在饭前1~2小时口服锌剂。

7　宝宝补锌食谱

口蘑牛肉意面

原料　熟意大利面200克，牛肉50克，口蘑60克，黄奶油40克

调料　盐、鸡粉各2克，生抽3毫升，食用油适量

做法

1　口蘑切片；牛肉切丁。

2　用油起锅，倒入牛肉，略炒；加入黄奶油，炒至溶化，再加入口蘑，炒匀。

3　倒入熟意大利面，加入少许清水，炒匀；放入生抽、盐、鸡粉，炒匀调味即可。

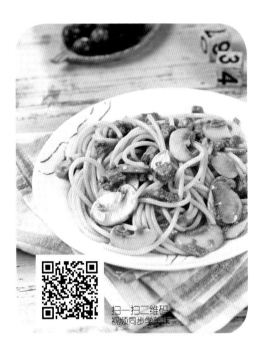

扫一扫二维码
视频同步学美味

黑豆生蚝粥

原料　水发黑豆80克，生蚝150克，水发大米200克，姜丝、葱花各少许

调料　盐2克，芝麻油适量

做法

1　锅中注水烧开，焯生蚝，装盘备用。

2　砂锅中注入适量清水，放入黑豆，大火煮开后转小火煮20分钟。

3　倒入大米，用大火煮开后转小火煮40分钟至大米熟软。

4　放入生蚝、姜丝，拌匀，加盖续煮20分钟；揭盖，加盐、芝麻油，拌匀，关火后盛出，撒上葱花即可。

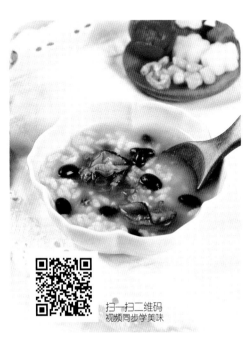

扫一扫二维码
视频同步学美味

四、宝宝补DHA更聪明

DHA是不饱和脂肪酸二十二碳六烯酸的缩写，俗称"脑黄金"，大量存在于人体大脑皮质及视网膜中，是促进人的大脑发育的重要物质之一。

1 DHA对宝宝的重要作用

DHA是维持神经系统细胞生长的主要元素，是大脑和视网膜的重要构成部分，有着促进脑发育、提高记忆力、完善视力发育的作用。在大脑皮质中，DHA是神经传导细胞的主要成分，也是细胞膜形成的主要成分，大部分的DHA不会被胃液所消化，而是直接进入血液，被肝或脑等器官吸收；DHA可以促进神经网络形成，使神经递质的释放和传递信息的速度加快，并能对伤亡的脑细胞起到明显的修复作用；DHA也是视网膜的重要组成物质，DHA缺乏时视觉功能受损，表现为视敏度发育迟缓，对光信号刺激的注视时间延长，从而影响婴儿的反应能力和观察能力。

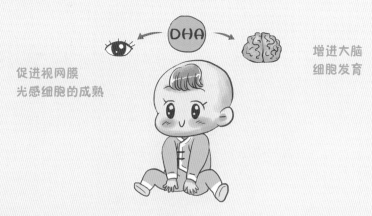

世界卫生组织建议，在婴幼儿配方奶粉中添加DHA。批准用于婴幼儿配方乳的DHA原料有金枪鱼油和双鞭甲藻。蛋黄、深海鱼类、海藻类产品均含有较多的DHA，哺乳妈妈可以适当多进食，以保证乳汁中含有充足的DHA；在给宝宝准备辅食时也应多添加此类食材。如果妈妈或宝宝对海产品过敏，不能够从食物中获取足够的DHA，这时候就可以在医生的指导下补充DHA制剂了。

2 婴幼儿补充 DHA 应按需求来

DHA的补充一定要适龄、适量。DHA属于多不饱和脂肪酸，在体内容易氧化，如果通过DHA补充剂补充太多，会增加身体负担，甚至氧化产生对人体有害的自由基，还会导致宝宝免疫力低下。因此，妈妈们应该注意，对于宝宝来说，有需要则补充，对健康有利；但不要盲目补充，更不能随意加大剂量补充。

一般来说，母乳中含有DHA，若妈妈在均衡饮食的同时，再进食一定量的深海鱼或DHA补充剂，母乳中就会含有足够的DHA。婴幼儿配方乳中含有DHA的前体物质——亚麻酸和亚油酸，亚麻酸和亚油酸在体内可迅速合成DHA，有的配方奶粉中也会直接添加DHA。所以，对于2岁以内的婴幼儿来说，如果进食充足的母乳或含有DHA的配方乳，同时保证辅食中的营养均衡，一般就不需要额外补充DHA了。对于2岁以上的婴幼儿，可根据实际情况补充藻类DHA。

3 怎样为宝宝选购 DHA？

DHA按照来源不同，可分为鱼油DHA和藻类DHA。婴幼儿配方奶粉中也有鱼油和藻类之分。家长在购买时，可仔细阅读产品标识，按需购买。至于DHA补充剂，通常为胶囊产品，补充时建议选择藻类DHA。因为鱼油中含有EPA，有扩张血管、抑制凝血功能的作用，可能会造成出血等问题，对婴幼儿不利；鱼油来源的产品还可能引起过敏，因此不建议给婴幼儿服用，尤其是过敏体质的宝宝。

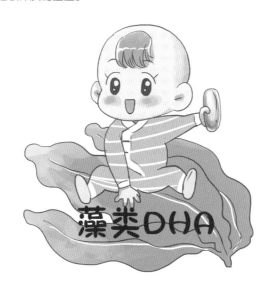

藻类DHA

4　防止 DHA 氧化变质

DHA容易发生氧化反应，产生鱼腥味，所以，如果妈妈购买了添加DHA的配方奶粉，或者直接购买了DHA，要注意贮藏方法和日期，把盖拧紧，保存在阴凉处，以保证DHA的完整性，使奶粉保持天然的奶香味。如果出现鱼腥味，说明DHA已经被氧化变质，不能再给宝宝吃了。

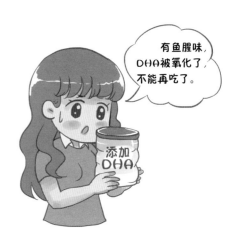

有鱼腥味，DHA被氧化了，不能再吃了。

5　多吃含 DHA 丰富的食材

海鱼、海贝类食物脂肪中的DHA含量是陆地动植物脂肪中的2.5 ~ 100倍。大豆类、乳脂、蔬菜等食物中不含有DHA。一般来说，鱼类食物是DHA含量最丰富的食物。含DHA丰富的深海鱼类有金枪鱼、三文鱼、鲱鱼、鳟鱼、鳕鱼、沙丁鱼、鳗鱼等，淡水鱼类有鲫鱼、黄鳝等。一般每100克鱼肉中的DHA含量可达1000毫克以上。DHA含量最高的部分是眼窝脂肪，其次是鱼油。哺乳妈妈在哺乳期间要多食用含此类食材的食物；给宝宝准备辅食时，也应定期添加含此类食物的辅食。需注意，有些深海鱼类含有较多的汞、铅、铜等物质，长期服用不利于婴幼儿健康发育，所以在给孩子准备辅食时，一定要控制好量，并注意食品安全问题。

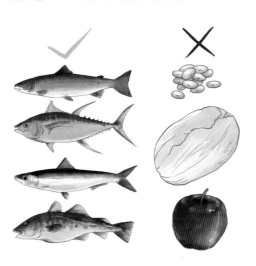

哺乳妈妈每周吃340克含DHA丰富的鱼类可基本保证宝宝获取足够的DHA。对于不吃鱼的妈妈，注意增加含α-亚麻酸植物油食物的摄入，如亚麻籽油，紫苏籽油、核桃、杏仁、花生、芝麻等，也可以在体内转化生成DHA。

6 宝宝补充 DHA 食谱

三文鱼泥

原料 三文鱼肉120克

调料 盐少许

做法

1 蒸锅注水烧开，放入三文鱼肉，中火蒸约 15 分钟至熟。

2 揭开锅盖，取出三文鱼，放凉待用。

3 取一个干净的大碗，放入三文鱼肉，压成泥状，加入少许盐，搅匀至其入味。

4 另取一个干净的小碗，盛入拌好的三文鱼泥即可。

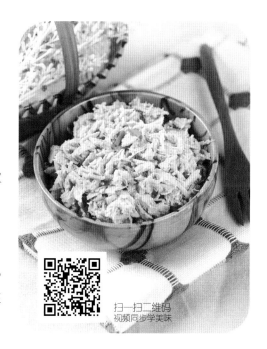

扫一扫二维码
视频同步学美味

鳕鱼鸡蛋粥

原料 鳕鱼肉160克，土豆80克，上海青35克，水发大米100克，熟蛋黄20克

做法

1 蒸鳕鱼肉、土豆约 15 分钟至熟软；鳕鱼肉碾碎并去皮、刺，土豆压泥，上海青切成粒，熟蛋黄压碎。

2 砂锅中注入适量清水烧热，倒入大米，搅拌均匀，烧开后用小火煮约 20 分钟。

3 倒入其余食材，搅匀，续煮 20 分钟至熟，关火后盛出粥品即可。

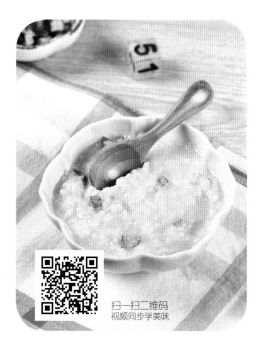

扫一扫二维码
视频同步学美味

五、宝宝补维生素有讲究

维生素又名维他命，通俗来讲，即维持生命的元素，它是维持人体生命活动必须的一类有机物质，也是保持人体健康的重要活性物质。维生素在体内的含量很少，但不可缺少。

1 重点补充维生素 A、维生素 D

维生素A和维生素D是宝宝生长发育过程中极为重要的两种微量营养素，也是我国婴幼儿较易缺乏的两种营养素。

维生素A能维持眼睛在黑暗情况下的视力和上皮组织的健康，促进生长发育，增强机体对传染病的抵抗力等。维生素A缺乏时可患干眼病、夜盲症和上皮增生角化等疾病。维生素A的主要食物来源为动物肝脏、奶类、蛋黄。维生素D可促进食物中钙、磷的吸收，促进骨骼的生长发育，缺乏时易患佝偻病，主要食物来源是蛋黄、牛奶、动物肝脏等。

补充维生素 A 和维生素 D 的时候需要注意：

→ 补充维生素A和维生素D时，以维生素D为计算依据。妈妈要牢记合适的比例是维生素A：维生素D为3：1。如果维生素A含量比例过高，可发生维生素A过量。

→ 新生儿出生后2周开始补充维生素D，400国际单位/天，至6个月。

→ 7~24个月的宝宝，冬季补充维生素D400国际单位/天，春秋两季补充300国际单位/天，夏季补充200国际单位/天。

→ 2~3岁的宝宝，冬季补充维生素D300国际单位/天，春秋两季补充200国际单位/天，夏季可停止补充。

→ 阳光照射是婴幼儿获取维生素D的重要途径，建议每天在户外活动2小时。

→ 食物是获取维生素A和维生素D的主要途径。

2 维生素补充提示

在日常喂养中，家长要注意宝宝维生素的摄入：

◆饮食过于精细或存在各种原因的偏食的宝宝容易出现维生素缺乏。父母不要根据自己的喜好来给宝宝添加辅食，而要根据专业人士的建议来进行。

◆长期服用广谱抗生素的宝宝也要注意，广谱抗生素能抑制维生素K、维生素B_1、维生素B_5等的合成，因此要视具体情况补充相应的维生素。

◆婴幼儿快速生长期对维生素的需求量增大，喂养时要注意及时补充。另外，很多疾病会大量消耗维生素，应及时补充，如发热。还有的疾病本身就会影响维生素的吸收，如患肝胆疾病或腹泻时，脂溶性维生素就无法被肠道吸收。

◆维生素主要来源于蔬菜、水果、谷物、肉类等，服用维生素制剂不能代替日常食物。一般情况下，维生素不易缺乏，除非通过专业机构的检查确认，否则不要轻易给宝宝补充维生素，以免维生素过量，造成不良后果。

水溶性维生素主要来源于谷物、蔬菜和水果，脂溶性维生素主要来源于油脂类食物。

脂溶性维生素（包括维生素A、维生素D、维生素E、维生素K）有蓄积性，补充时一定不能超量。同时，这类维生素也易被氧化，不宜直接暴露或放置在日光下。

水溶性维生素（包括B族维生素、维生素C）无蓄积作用，一次大量补充也不能储存利用，必须每日从食物中摄取。而且，过多地补充一种维生素，还会影响其他维生素的吸收和利用。由于大多数中国国民饮食品种过于单调，历次营养普查也反映国民普遍缺乏B族维生素，所以婴幼儿和乳母应该特别注意摄入。维生素C易被氧化，不宜暴露在日光下，打开的维生素C也不宜久放。

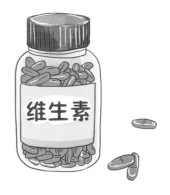

3　补充维生素的几大误区

误区一：维生素吃得越多，越有助于健康

维生素是人体重要的营养物质，与人体健康关系密切，但并非可以无限量地服用。水溶性维生素能够随尿液排出体外，但在排泄之前要经过人的机体，服用过量有损健康。脂溶性维生素如果服用过量可引起中毒。

误区二：多吃维生素D可以壮骨

婴幼儿每日需要的维生素D最大剂量为10微克,如果过量服用维生素D，可造成高钙血症，使肾脏、血管、支气管甚至眼角膜、巩膜上有钙沉着，从而影响这些组织器官的正常生理活动，尤其会加速动脉硬化，严重超量甚至会中毒致死。

误区三：吃素可以摄入更多的维生素

医学研究调查发现，只靠吃植物食品摄取营养的素食者，容易罹患维生素D和维生素B_{12}缺乏症。吃素虽然能够吃进更多的蔬菜和水果，但是部分B族维生素在鱼、肉、蛋、奶中含量比较高，长期吃素反而会容易缺乏某些维生素。

误区四：一般的孩子不需要补充维生素

从理论上说，如果能遵照平衡膳食的原则，合理调配食物，那么就无须在膳食之外再补充维生素。但是在实际生活中，要真正做到合理膳食还是有很多困难的，何况人们的膳食往往还会受到食物的市场供应、食品的加工烹调、个人饮食习惯以及人体健康状况等因素影响。所以，应根据孩子的具体情况适量补充维生素。

误区五：空腹吃维生素最合适

由于维生素的分子量小、吸收快，如果在空腹时吃，会导致血液浓度快速升高，水溶性维生素便很容易经过肾脏随小便排出。所以，建议餐后服用水溶性维生素，不仅不会影响其吸收率，还可以避免流失。

4 宝宝补充维生素食谱

橙子南瓜羹

原料 南瓜200克，橙子120克

调料 冰糖适量

做法

1 南瓜切成片；橙子取果肉，剁碎。

2 蒸锅烧开，放入南瓜片，蒸至南瓜软烂，取出捣成泥，待用。

3 锅中注水烧开，倒入适量冰糖，搅拌匀，煮至溶化。

4 倒入南瓜泥，快速搅散；倒入橙子肉，搅匀，大火煮1分钟，去浮沫即可。

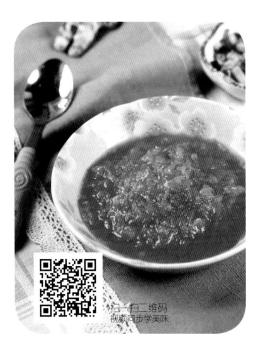

扫一扫二维码
视频同步学美味

胡萝卜西红柿汤

原料 胡萝卜30克，西红柿120克，鸡蛋1个，姜丝、葱花各少许

调料 盐少许，鸡粉2克，食用油适量

做法

1 胡萝卜切成薄片；西红柿切成片；鸡蛋打散。

2 锅中注油烧热，放入姜丝、胡萝卜片、西红柿片，炒匀，注清水；盖上锅盖，用中火煮3分钟。

3 加入适量盐、鸡粉，拌匀至入味，倒入蛋液，搅拌盛出，撒上葱花即可。

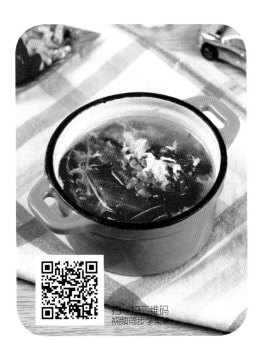

扫一扫二维码
视频同步学美味

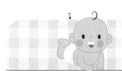

六、给宝宝科学补充微量元素

微量元素在人体内的含量微乎其微，但是与宝宝的生长发育息息相关。宝宝身体的营养吸收、免疫、遗传、内分泌、抗感染等功能，都离不开微量元素。

1 微量元素一般不需要额外补充

根据元素在人体内含量的不同，可分为宏量元素和微量元素两大类。凡是占人体总重量0.01%以上的元素，如钙、磷、镁、钠等，称为宏量元素；凡是占人体总重量0.01%以下的元素，如铁、锌、铜、碘、硒、锰等，称为微量元素。人体对微量元素虽不如宏量元素的需求量大，仅有几十微克到几十毫克，但同样必不可少。正常情况下，只要饮食搭配合理，食材摄取多样，微量元素一般不需要额外补充。

2 宝宝6个月内不必做微量元素测试

微量元素检测是通过抽血来检测婴幼儿体内是否缺乏某种微量元素的方法，从而有针对性地进行补充。如果孩子一切正常，年龄在6个月以内，一般不需要进行检测。因为6个月以内的婴儿一般以母乳喂养为主，母乳完全可以保证宝宝体内微量元素的需求。6个月以后，宝宝吃了一段时间的辅食，有可能出现营养添加不及时或不足的情况，从而导致微量元素缺乏，此时可以进行微量元素测试。其实，只要孩子生长发育正常，无论是多大年龄的宝宝都没有必要做微量元素检测。如果孩子生长发育过快或过慢，应该由保健医生评价进食状况和发育状况，寻找原因，及时调整。

3 微量元素缺乏的常见原因

◆饮食搭配不当，摄入不足。如果长期缺乏动物性食物或长期食用加工不当的食品，都会导致微量元素不均衡。食品加工精制过程中可使微量元素大减，如食糖（片糖、黄糖）含锌量高，加工后丧失的锌达98%，小麦、精大米、粗面粉加工后含锌量也会大大减少。

◆小儿喂养不当。偏食、挑食、厌食等容易导致微量元素缺乏，特别是容易缺锌。缺锌可反过来影响食欲，导致微量元素和其他营养素摄入不足。

◆需求量增加。人整个生长过程都离不开微量元素。婴幼儿在生长发育高峰期，需求量不断增加，如果摄入量没有及时跟上，很容易造成微量元素的缺乏。

◆吸收障碍。植物性食物含有植物酸盐，可与锌结合，形成难溶的复合物而影响锌的吸收。不良饮食习惯可造成消化不良，降低人体对微量元素的吸收作用。

◆丢失过多。大量出汗，慢性腹泻，反复失血、溶血，尿排泄增多等，都会造成微量元素丢失过多。

4 微量元素缺乏的蛛丝马迹

当宝宝出现下述情况时，应及时就医，确定宝宝是否有微量元素缺乏，一旦确诊，应在医生指导下进行相应的补充。

↳ 食欲有些下降

↳ 出现脱发现象，发质变得稀疏、缺乏光泽

↳ 不像以前那样爱活动了

↳ 面部表情不那么丰富了

↳ 睡眠减少或增多，夜间睡眠有些不安稳

↳ 皮肤不像以前那样细腻了

↳ 牙齿有些发黄

↳ 不像原来那样兴致勃勃，爱发脾气

↳ 生长发育变缓

↳ 小脸蛋不再红扑扑了

↳ 哭时，会发生屏气，即"背过气"

↳ 常常肚子痛、腿痛

↳ 比原来爱感冒或感冒后康复缓慢

5 微量元素食补提示

在无明显的临床症状时，补充微量元素最好的办法是食补。天然食物中的营养素吸收利用率远远高于人工制剂。婴幼儿摄入的食物品种有限，更应该注意从食物中摄取足够的营养。

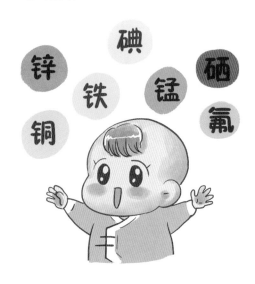

我们应该注意环境保护，从自然中摄入营养丰富和无污染的食物。食品加工越精细损失的微量元素会越多，如选择全麦粉和标准粉而不选精制面粉；烹调食品宜粗不宜细，宜简不宜繁；避免过度煎炸烹炒，尽量原汁原味，保留最多的营养素。

婴儿肾脏功能尚未发育成熟，对钾的排泄功能差，1岁以内的宝宝要严格限制食盐的摄入量，包括含盐高的调料。在制作辅食的过程中，尽量不要放盐（禽畜类肉食除外）。

6个月以后的婴幼儿对铁的需求量增加，辅食添加时要注意高铁食物的摄入。铁的吸收会消耗维生素C，因此也要适当增加含维生素C多的食物。

硒在人体中参与酶的构成，是人体必需的微量元素。幼儿比成人更容易缺硒，这是因为孕妇血液中的硒很难通过胎盘进入胎儿体内；母乳及乳制品中硒含量较低；婴儿膳食单调，硒补充不足；婴儿对硒的需求量较多；婴幼儿排泄的硒多于成人。研究发现，人的视网膜硒含量达7微克，给宝宝补硒能有效提高视力。

微量元素之间的相互作用是相当复杂的，关于其相互干扰，以及同时补充是否会引起新的不平衡，影响某种元素的吸收和利用等问题，至今并不完全清楚。近年来的研究表明，大量摄入纤维食物会影响铁、锌等的吸收；谷物、豆类和坚果中含有植酸，可与很多微量元素形成螯合物，影响人体对微量元素的吸收；食用高纤维、高植酸食物时，适当食入动物蛋白，可提高微量元素的利用率。

6　宝宝补微量元素食谱

紫菜南瓜汤

原料　水发紫菜180克，南瓜100克，鸡
蛋1个，虾皮少许

调料　盐、鸡粉各2克，芝麻油适量

做法

1　南瓜切成小块，鸡蛋打散，备用。

2　锅中注入适量清水烧开，放入备好的
虾皮、南瓜，用大火煮约5分钟，放
入紫菜，拌匀，煮至熟软。

3　加入盐、鸡粉、芝麻油，拌匀调味，
倒入蛋液，搅散，呈蛋花状即可。

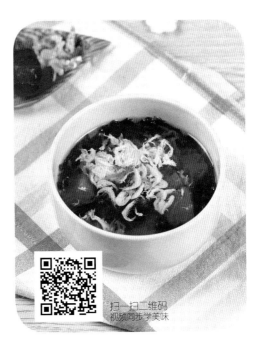

扫一扫二维码
视频同步学美味

青菜猪肝汤

原料　猪肝90克，菠菜30克，高汤200
毫升，胡萝卜25克，西红柿55克

调料　盐2克，食用油适量

做法

1　菠菜切碎，猪肝、西红柿、胡萝卜
切成粒。

2　用油起锅，倒入适量高汤，加入适量盐，
倒入胡萝卜、西红柿，烧开。

3　放入猪肝，拌匀煮沸，下入切好的菠菜，
搅拌均匀，用大火烧开，装碗即可。

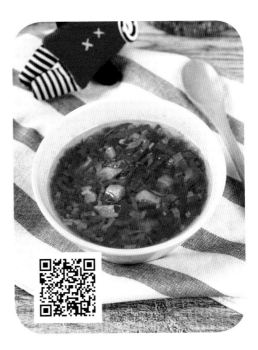

扫一扫二维码
视频同步学美味

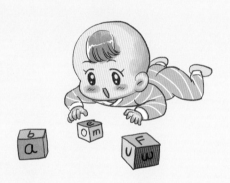

在成长的道路上，总会有各种各样的身体小麻烦来找我，妈妈要变超人帮我赶走它们，才能调理好我的身体哦！

5
Chapter

不适症调养，
守护宝宝快乐成长

　　宝宝的免疫系统发育尚不成熟，面对疾病的侵袭，难免会出现各种身体不适。每次都是病在孩子身，痛在妈妈心。为了让宝宝早日恢复健康，其他的或许可以交给医生，但是生病时期的饮食就需要宝妈们用心来准备。不同的症状需要相适应的饮食调养来配合，为了孩子的健康，宝妈们赶快来学习宝宝生病时的饮食调理要点吧！

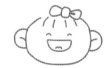

一、食欲不振

当发现自家宝宝食欲不振时，大多数妈妈都是非常焦急的。因为，吃不好可能意味着营养摄入不足，这不仅会影响宝宝的生长发育，甚至可能是生病的前兆。

1 宝宝为什么不想吃饭？

宝宝食欲不振多是由于饮食不节、喂养不当引起的，如没有按时添加辅食，或给予过多甜食、肥腻食物，或放任宝宝偏食、挑食等。此外，宝宝突然遭受情绪刺激，特别是进食时遭受责骂训斥，多病、久病、病后失调、用药不当等也是小儿食欲不振的常见因素。

2 宝宝食欲不振的应对方法

保持良好的生活习惯。保证睡眠充足，学龄前婴幼儿每日应保证11～12.5小时的睡眠时间。同时，适当增加锻炼，有利于促进食欲。

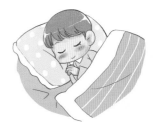

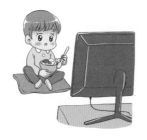

培养良好的饮食习惯。要培养宝宝按时进食、不挑食、不偏食的好习惯，两餐之间不要吃过多零食，不要边看电视边吃饭等。

注意烹饪方式和营养搭配。宝宝的食物要注意色、香、味、形及营养搭配，防止蛋白质过高或甜食过多。食物的种类和制作方法要经常变换，以增加小儿食欲。

如果宝宝经常表现出生长迟缓、食欲不振、味觉迟钝甚至丧失、皮肤创伤愈合不良、易感染等，很可能是缺乏某种微量元素或生病了，应马上带宝宝去医院，从根本上治疗疾患，宝宝的食欲也会随之好转。

3　调理食谱

哈密瓜酸奶

原料　哈密瓜200克，酸奶150毫升

做法

1　洗净去皮的哈密瓜切厚片，再切条，改切成粒。

2　将酸奶倒入砂锅中，加热煮沸。

3　倒入切好的哈密瓜，略煮片刻，边煮边搅拌，使其更入味。

4　将煮好的哈密瓜酸奶盛出，装入碗中即可。

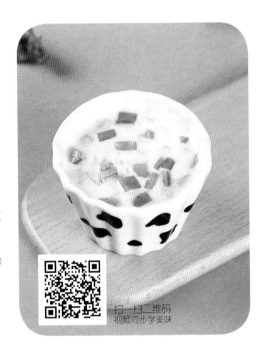

扫一扫二维码
视频同步学美味

山楂焦米粥

原料　大米140克，山楂干30克

调料　白糖4克

做法

1　锅置火上，倒入大米，炒香，转小火，炒至米粒呈焦黄色，盛出装盘。

2　砂锅中注入适量清水烧热，倒入炒好的大米，搅拌匀，盖上盖子，烧开后用小火煮至米粒变软。

3　揭盖，倒入山楂干，轻轻搅拌；加盖，用中小火煮至食材熟透；揭盖，搅拌几下，盛出装碗，撒上白糖拌匀即可。

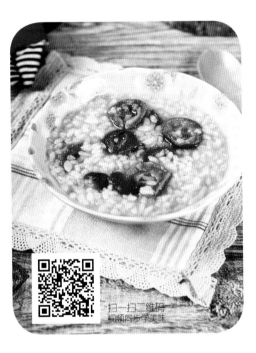

扫一扫二维码
视频同步学美味

二、积食

积食是由于喂养不当，内伤乳食，停积胃肠所引起的一种小儿常见的脾胃病症。通俗来讲，积食就是孩子对某些特定的食物突然摄入过多，超过了脾胃的运化能力，导致脾胃功能减弱的一种现象。婴幼儿积食，应以预防为主。

1 宝宝积食有哪些症状?

宝宝出现口臭、手足发热、肤色发黄、精神萎靡、食欲不振、在睡眠中不断翻身、鼻梁发青、舌苔白且厚等症状，宝宝自述有肚子胀、肚子疼等，这些都是积食的表现。临床上以不思饮食、腹部胀满、大便酸臭或便秘为特征。

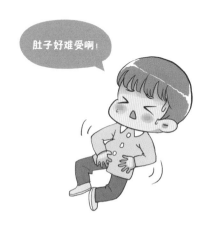

肚子好难受啊!

2 宝宝积食的处理方式

调整饮食结构。给宝宝多吃些易消化、易吸收的食物，不要一味地增加高能量、高脂肪的食物。

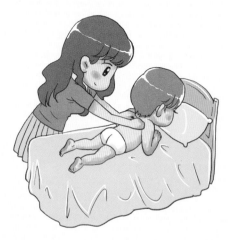

少吃多餐。不要让宝宝一次性进食太多，以防形成新的食物堆积。

多活动。多带宝宝到户外活动，也可以在家和宝宝玩一些小游戏，如捉迷藏，通过运动帮助消食。

捏脊。让宝宝面孔朝下平卧，妈妈以两手的拇指、食指和中指捏其脊柱两侧，随捏随按，由下而上捏3~5遍，每晚1次。

3 调理食谱

山药米糊

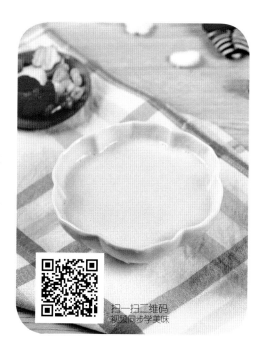

原料 水发大米150克，去皮山药块80克，鲜百合、水发莲子各20克

做法

1 取豆浆机，摘下机头，倒入泡好的大米、莲子、百合、山药块，注入适量清水至水位线。

2 盖上机头，按"选择"键，再选择"米糊"选项，按"启动"键开始运转。

3 待豆浆机运转约20分钟，即成米糊。

4 将豆浆机断电，取下机头，将煮好的米糊倒入碗中，待凉后即可食用。

扫一扫二维码
视频同步学美味

麦芽粥

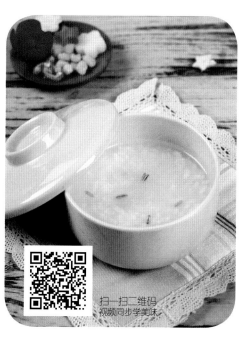

原料 水发大米140克，麦芽15克

做法

1 砂锅中注入适量清水烧热，倒入备好的麦芽、大米，拌匀。

2 盖上盖，烧开后用小火煮约40分钟至熟。

3 揭开盖，搅拌几下。

4 关火后盛出煮好的粥即可。

扫一扫二维码
视频同步学美味

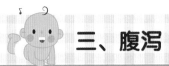

三、腹泻

腹泻是一组由多病原、多因素引起的以大便次数增多和大便性状改变为特点的儿科常见病症，以夏秋季节发病率最高。"变稀"和"增多"是腹泻的特点。

1 引起腹泻的原因

◆非感染性因素

婴幼儿生长发育快，所需营养物质相对较多，而消化系统尚未发育完全，消化功能较差，不能适应食物量和质的较大变化，喂养不当即可引起腹泻，如喂养不定时，量过多或过少，过早添加淀粉或脂肪类食物，突然改变食物品种，吃了凉的食物等。有时候气候的变化、腹部受凉等也可诱发腹泻。

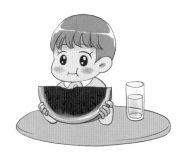

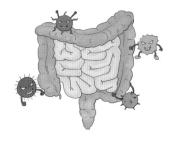

◆感染性因素

感染是引起婴幼儿腹泻的常见病因，由于其机体防御功能差，病毒、细菌、真菌、寄生虫等肠道内感染以及上呼吸道感染、肺炎、中耳炎、肾炎、皮肤感染等肠道外感染的疾病都可能引起腹泻。

2 宝宝腹泻的护理措施

注意饮食。小婴儿坚持母乳喂养，大宝宝给予清淡易消化的食物，以减轻肠胃负担。补充充足的水分，必要时喝些焦米汤或糖盐水。

腹部保暖。注意腹部保暖，避免再受凉而加重腹泻。

护臀。每次大便后，及时清洁肛周皮肤，可以涂些油脂类药膏，保护好臀部。

留心观察。治疗过程中，注意观察宝宝的大便情况及精神状态，一旦宝宝出现水样便且次数频繁、口渴、尿量明显减少等症状，需要及时带宝宝去医院就诊。

3　调理食谱

焦米南瓜苹果粥

原料　大米、南瓜肉各140克，苹果125克

做法

1　南瓜肉切小块；苹果去皮，切小块。

2　锅置火上，倒入大米，炒出香味，转小火，炒至呈焦黄色，盛出装盘。

3　砂锅中注水烧热，倒入大米，拌匀，加盖，煮至米粒变软；揭盖，倒入南瓜肉，放入苹果块，搅散、拌匀。

4　加盖，续煮至食材熟透；揭盖，搅拌一会儿，盛出装碗即可。

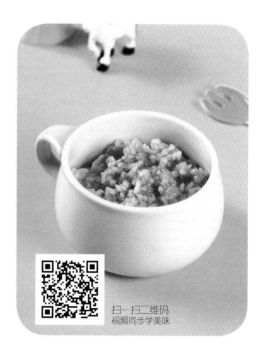

扫一扫二维码
视频同步学美味

小米山药饭

原料　水发小米30克，水发大米、山药各50克

做法

1　将洗净去皮的山药切小块。

2　备好电饭锅，打开盖，倒入山药块，放入洗净的小米和大米，注入适量清水，搅匀。

3　盖上盖，按功能键，调至"五谷饭"图标，进入默认程序，煮至食材熟透。

4　按下"取消"键，断电后揭盖，盛出煮好的小米山药饭即可。

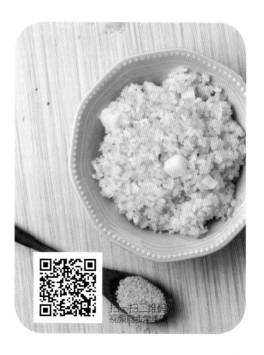

扫一扫二维码
视频同步学美味

四、便秘

婴幼儿便秘是指宝宝大便异常干硬，引起排便困难，患儿排便时会因肛门疼痛而哭闹不安，多日便秘的小儿还会出现精神萎靡、食欲不振、腹胀等症状。

1 排便间隔时间长就是便秘吗？

便秘并不是以排便间隔时间为标准，而是以大便干结、排便困难为依据。若孩子每次排便性状正常，排便过程不费力，不必纠结排便间隔时间。大多数婴幼儿每日排便1～2次，但有的婴儿2～6天排一次，或每天排便3～5次。只要婴儿进食正常、生长正常、精神状态良好就不必担忧。

2 宝宝便秘时的护理

分阶段饮食护理。母乳喂养的婴儿便秘时，可多喂白开水，并添加橘子汁、红枣汁、白菜汁等；如果孩子在断奶期，在增加辅食时除了考虑高营养的蛋类、瘦肉和鱼类外，还要增加膳食纤维较多的新鲜蔬菜和水果；稍大点的孩子可增加一些五谷杂粮，将鲜牛奶改为酸牛奶饮用。

定时做腹部按摩。腹部按摩能促进肠道蠕动，要依顺时针方向揉，这样不仅能够揉到宝宝肚脐两侧的天枢穴，同时还能够揉到位于肚脐正中的神阙穴，能够起到良好的通便作用。

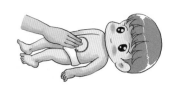

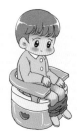

通过训练养成按时排便的习惯。排泄大便是反射性运动，3个月以上的小儿可以在每天哺喂之后，有意识地培养宝宝坐便盆或用排便小椅，帮助宝宝养成按时排便的好习惯。

3　调理食谱

玉米红薯粥

原料　玉米碎120克，红薯80克

做法

1　洗净去皮的红薯切块，再切条，改切成粒，备用。

2　砂锅中注入适量清水烧开，倒入玉米碎，加入红薯粒，搅拌匀。

3　盖上盖，用小火煮20分钟，至食材熟透。

4　揭开盖，搅拌均匀。

5　关火后将煮好的粥盛出，装碗即可。

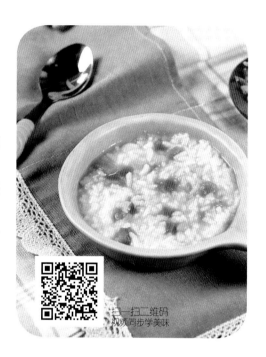

扫一扫二维码
视频同步学美味

菠菜芹菜粥

原料　水发大米140克，菠菜60克，
　　　　芹菜35克

做法

1　洗净的菠菜切小段，洗好的芹菜切丁。

2　砂锅中注入适量清水烧开，放入洗净的大米，搅拌匀，使其散开。

3　盖上盖，烧开后用小火煮约35分钟，至米粒变软。

4　揭盖，倒入切好的菠菜，拌匀，放入芹菜丁，拌匀，煮至断生。

5　盛出煮好的芹菜粥，装在碗中即成。

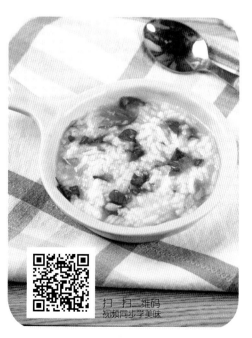

扫一扫二维码
视频同步学美味

五、上火

宝宝体质与成人不同，中医称之为"纯阳之体"。宝宝的身体处于动态平衡中，一旦有外部因素打破了这种平衡，就容易导致内热上火。

1 寻找宝宝上火的蛛丝马迹

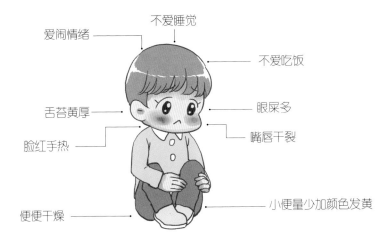

爱闹情绪
不爱睡觉
不爱吃饭
舌苔黄厚
眼屎多
脸红手热
嘴唇干裂
便便干燥
小便量少加颜色发黄

2 宝宝上火怎么办？

坚持母乳喂养。母乳是婴儿最理想的食物，因为母乳中低聚糖的浓度很高，它们以短链糖的形式存在于肠道中，在肠道中可以快速促进有益菌的繁殖，防止宝宝上火。若为人工喂养的宝宝，在两次喂奶间隙，需多给宝宝喂食白开水，以防上火。

合理添加辅食。5个月的小宝宝要适时添加辅食，如米汤、红薯泥、菜泥、肉泥、肝泥、水果汁等；宝宝6个月后，除母乳喂养外，还应合理补充富含膳食纤维的谷类、新鲜蔬菜、水果等食物，可起到预防上火和便秘的作用。

培养良好的饮食习惯。宝宝的饮食应该清淡，注意营养均衡，多吃蔬菜水果。此外，要让宝宝少吃零食，尤其是不要吃瓜子、炒花生、油炸或红烧食物等，以免引起上火。

养成生活好习惯。要让宝宝从小就养成良好的生活卫生习惯，减少病菌感染的机会，比如不要用手揉眼、抠鼻；注意口腔清洁，坚持早晚刷牙、饭后漱口等。

3 **调理食谱**

百合绿豆粥

原料 水发大米80克，水发绿豆50克，
水发小西米30克，水发百合15克

调料 冰糖适量

做法

1 取电饭锅，倒入大米、绿豆、小西米、
百合、冰糖，注入适量清水至水位线1。

2 盖上盖，按"功能"键，选择"八宝粥"
功能，时间为 2 小时，开始蒸煮。

3 按"取消"键断电，稍稍搅拌至入味。

4 盛出煮好的粥，装入碗中即可。

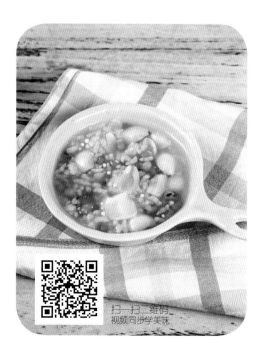

扫一扫二维码
视频同步学美味

西瓜猕猴桃汁

原料 西瓜300克，猕猴桃100克

做法

1 洗净的猕猴桃去皮，对半切开，去芯，
切成小块。

2 洗净去皮的西瓜切成小块，备用。

3 取榨汁机，选择搅拌刀座组合，倒入
猕猴桃块，加入切好的西瓜。

4 盖上盖，选择"榨汁"功能，榨取果汁。

5 把榨好的果汁倒入杯中即可。

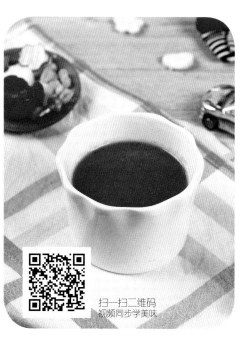

扫一扫二维码
视频同步学美味

六、感冒

感冒是一组症状组合，包括流涕、打喷嚏、咳嗽、发热等，又称为上呼吸道感染。婴幼儿因为身体免疫功能还在发育和完善中，所以经常会出现感冒的症状。

1 为何 6 个月内的小宝宝也会感冒？

妈妈在怀孕期间通过胎盘传给胎儿很多抗体，这些抗体会在宝宝的体内留存6个月左右，所以一般来说，孩子出生后6个月内不易生病。但是妈妈给宝宝的抗体种类与妈妈曾经遇到过的感染有关，引起感冒的病毒有上千种之多，妈妈不可能全部感染过，所以不可能对所有的感冒病毒都会产生抗体。因此，6个月内的小宝宝仍然会感冒。

2 宝宝感冒后需耐心护理

仔细观察。每日早、晚查看宝宝身上有没有出现皮疹，大腿根部、腋下有没有肿痛，眼神是否发呆，全身皮肤有没有出血点等。因为部分传染病的早期症状与感冒相似，需要通过以上症状加以区别，以免延误治疗时机。

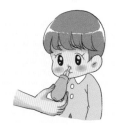

及时处理鼻塞及流涕。吃奶前，可用热毛巾替宝宝敷鼻或轻揉鼻子，让鼻涕流出，吃奶至一半时，让宝宝休息一会儿，将宝宝侧放，使朝上的一边鼻孔堵塞现象消失。黏稠的鼻涕可用吸鼻器吸出来。

充分休息。患儿年龄越小越需要休息，待症状消失后才能恢复正常活动。

及时退热。很多宝宝感冒时有发热的症状，如果患儿体温在38℃以上，要立即采用物理降温法，用27～37℃的温水洗澡、冰枕退热等；如果患儿体温在38.5℃以上，应遵照医嘱采取药物降温。同时要让患儿多饮水，有利于体温下降。

③　调理食谱

白菜清汤

原料　白菜120克

调料　盐2克，芝麻油3毫升

做法

1　洗好的白菜切开，切成小丁，备用。

2　锅中注入适量清水烧开，倒入切好的白菜，搅拌均匀。

3　盖上盖，烧开后用小火煮约10分钟。

4　揭开盖，加入适量盐、芝麻油，拌匀调味，至汤汁入味。

5　关火后盛出煮好的白菜汤即可。

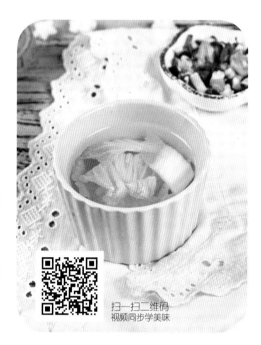

扫一扫二维码
视频同步学美味

白萝卜肉丝汤

原料　白萝卜150克，瘦肉90克，姜丝、葱花各少许

调料　盐、鸡粉各2克，水淀粉、食用油各适量

做法

1　白萝卜去皮，切成丝；瘦肉切丝。

2　将肉丝装碗，加入盐、鸡粉、水淀粉，抓匀，淋入食用油，腌渍入味。

3　用油起锅，放入姜丝、白萝卜丝，倒入清水，加入盐、鸡粉，放入肉丝，煮至熟透，盛出装碗，撒入葱花即可。

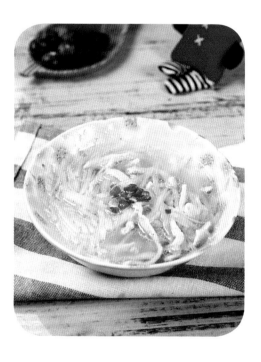

七、发热

发热是婴幼儿常见的症状之一，如感冒、幼儿急疹等疾病都会引起发热，它是人体患病的防御性反应。对待发热，不能只关注体温，还要找到发热原因。

1 发热的利弊

目前医学研究证实，发热是许多疾病初期的一种防御反应，可增强机体的抗感染能力，促进人体恢复健康。

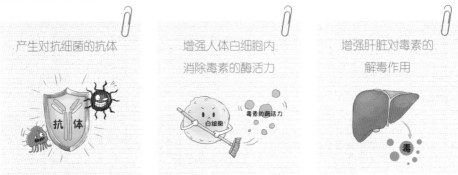

| 产生对抗细菌的抗体 | 增强人体白细胞内消除毒素的酶活力 | 增强肝脏对毒素的解毒作用 |

发热也会损害人体健康，特别是高热持续过久，会造成人体内各器官、组织的调节功能失常。高热会使大脑皮层处于过度兴奋或高度抑制状态，婴幼儿表现更为突出。当大脑皮层过于兴奋，宝宝会烦躁不安、头痛甚至惊厥；当大脑皮层高度抑制，会出现昏睡。

2 对发热宝宝的处理

注意休息和保证睡眠。高热会增加小儿的能量消耗，此时增加小儿的睡眠时间，减少能量的消耗，有利于机体与疾病作斗争。

不强求进食。发热会导致小儿体内水分散失较多，而且容易出现消化道功能紊乱，引起孩子食欲下降。因此，此时不能强求孩子进食，而应减少食量，并增加饮水。

及时降温。婴幼儿高热时易引起抽筋，因此，父母应注意采取物理降温措施，一般可用冷毛巾、冰袋湿敷宝宝的额头或枕部，以帮助散热；或者遵照医生嘱咐用些退热药物，一般体温降到38℃以下时就可以停药。

3　调理食谱

西瓜绿豆粥

原料　水发大米95克，水发绿豆45克，
　　　　西瓜肉80克

调料　白糖适量

做法

1　西瓜肉切薄片，再切条，改切成小块。

2　砂锅中注水烧开，倒入大米，搅拌匀，
　放入洗净的绿豆，拌匀，盖上盖，烧
　开后用小火煮至食材熟透。

3　揭盖，加入少许白糖，拌匀，煮至溶化，
　倒入西瓜块，快速搅拌均匀。

4　盛出煮好的粥，装入碗中即可。

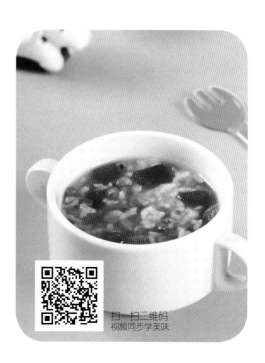

扫一扫二维码
视频同步学美味

西红柿米汤

原料　西红柿90克，大米50克

调料　白糖4克

做法

1　汤锅中注水烧开，放入西红柿，烫煮
　至断生，捞出，放凉，去除表皮，切
　小丁块，放入榨汁机中榨汁。

2　汤锅中注水烧开，倒入大米，拌匀，
　用小火煮约20分钟，倒出米汤。

3　另起汤锅烧热，倒入米汤，放入西红
　柿汁，煮沸，调入白糖，拌匀，续煮
　片刻至白糖溶化，盛出装碗即成。

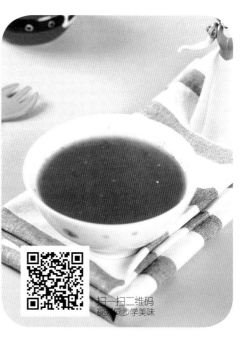

扫一扫二维码
视频同步学美味

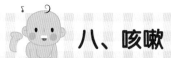

八、咳嗽

咳嗽是人体自身的保护机制之一，是呼吸道疾病的常见症状。当宝宝咳嗽时，应该先寻找原因，再考虑治疗方法。

1　夜间咳嗽应该考虑哪些问题？

患有鼻炎。夜间睡觉时，鼻部分泌物会倒流刺激咽部引起咳嗽。此种咳嗽常出现于后半夜或凌晨。如同时伴有打鼾现象，还应考虑腺样体肥大问题。

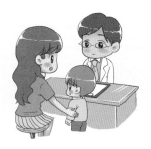

过敏。孩子对枕头、床单等床上用品有过敏反应时，就会出现咳嗽，这种咳嗽在上床后会很快出现。

2　宝宝咳嗽的护理

保持室内适宜的温度和湿度。适宜的温度和湿度是保持宝宝呼吸道清洁的重要因素。温度过高、湿度过低时，会大大降低宝宝呼吸道抵御病菌的能力，这样反复遭受致病菌的侵袭，呼吸道内膜受到损伤，宝宝的咳嗽就会经久不愈。对小宝宝来说，室内适宜的温度为18～22℃，湿度应高于50%。

保证充足的睡眠和水分。睡眠不足，不但影响宝宝的生长发育，还会降低宝宝的抵抗力。抵抗力低下的宝宝会反复感冒，这是导致宝宝咳嗽的主要原因之一。咽部干燥是导致宝宝患咽炎的原因之一，而咽炎则是导致宝宝慢性咳嗽的常见原因。因此应该多休息、多饮水。

久咳患儿可用食疗。长期咳嗽不愈的患儿，可用梨加冰糖煮水饮用，也可用鲜百合煮粥，这对咳嗽日久、肺气已虚的婴幼儿效果甚好；对于脾虚痰多的患儿，平时可多食山药、莲子粥、薏米粥等食物。

3　调理食谱

冰糖梨子炖银耳

原料　水发银耳150克，去皮雪梨半个，红枣5颗

调料　冰糖8克

做法

1　将泡好的银耳去除根部，切小块；洗净的雪梨取果肉，切小块。

2　取出电饭锅，倒入银耳，放入雪梨、红枣、冰糖，加水至没过食材，盖上盖子，煮2小时至食材熟软入味。

3　打开盖子，搅拌一下，盛出装碗即可。

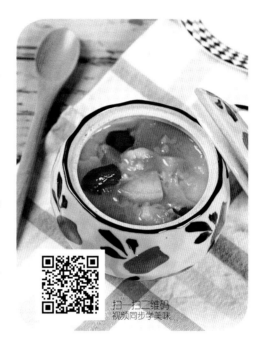

扫一扫二维码
视频同步学美味

百合木瓜汤

原料　水发百合、水发银耳各20克，去皮木瓜40克，去皮梨子半个，莲子适量

调料　白糖20克

做法

1　梨子去核，切小块；木瓜切小块；泡好的银耳去除根部，切小块。

2　取出电饭锅，倒入百合、银耳、木瓜、梨子、莲子，倒入白糖，加水至没过食材，拌匀，煮至入味。

3　断电后将煮好的汤装碗即可。

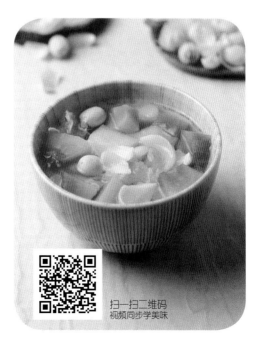

扫一扫二维码
视频同步学美味

九、过敏

婴幼儿过敏是目前全世界广泛关注的公共健康问题之一，被称为"二十一世最具流行性的非感染性疾病现象"。当人体免疫系统对来自空气、水源、接触物或食物中天然无害物质出现过度反应时，就会出现过敏。

1 过敏的表现

皮肤表现

瘙痒、红斑、
荨麻疹、湿疹等

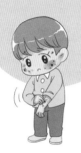

上呼吸道表现

鼻痒、打喷嚏、流涕、
鼻塞等

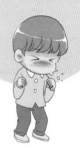

下呼吸道表现

咳嗽、胸闷、
喘息、气短等

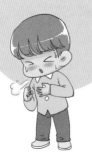

胃肠道表现

食后呕吐、腹泻、便秘，
特别是腹泻、便秘交替
出现以及严重腹绞痛等

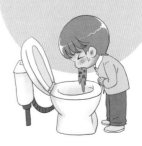

2 孩子过敏了怎么办？

避开室外的花粉或霉菌的孢子。在花粉和霉菌出现的高峰期，家长最好少带宝宝去室外，以免加重过敏反应。如果必须要出门，应给宝宝戴上口罩、减少皮肤在外的裸露面积。

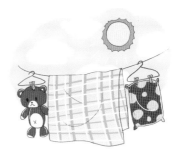

解决掉室内的螨虫。室内的尘土中含有大量的尘螨，这些螨虫可生活在枕头、被褥、地毯及毛绒玩具中，在阴暗潮湿的环境中繁殖很快，其排泄物会导致宝宝过敏。所以妈妈们要经常打扫房间、清洗寝具，并将被褥等在阳光下暴晒杀菌。

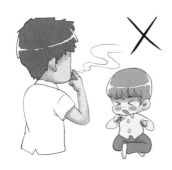

保证室内空气清新。室内空气不佳也会加重过敏引起的呼吸道反应，如厨房中的油烟排出不畅、大人在室内吸烟等都会增加宝宝的气道敏感性。因此妈妈要避免此类事情的发生，可以定时开窗通风，让空气清新。

跟过敏食物划清界限。妈妈要对孩子的饮食严格把关，了解孩子的过敏源，跟过敏食物划清界限。需要注意的是，过敏反应大多速发，如果孩子吃下食物马上有皮肤红肿、瘙痒等情况发生，一定要及时就医。

适当运动锻炼。运动可以提高婴幼儿的抵抗力，有研究表明，孩子在适度运动后过敏的症状就会有明显的改善。建议有过敏体质的婴儿经常游泳，可以选择温水游泳池，这样无季节的限制，可以达到持续运动的效果。

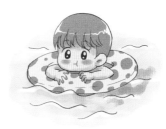

181

香蕉燕麦粥

原料 水发燕麦160克，香蕉120克，枸杞少许

做法

1 将香蕉剥去果皮，把果肉切成片，再切条形，改切成丁，备用。

2 砂锅中注水烧热，倒入水发燕麦，盖上盖，烧开后用小火煮至燕麦熟透。

3 揭盖，倒入香蕉，放入枸杞，搅拌匀，用中火煮5分钟。

4 关火后盛出煮好的燕麦粥即可。

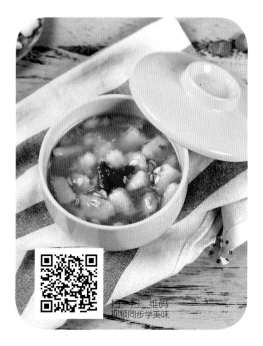

扫一扫二维码
视频同步学美味

苹果西蓝花碎米

原料 苹果80克，西蓝花100克，大米65克

调料 盐少许

做法

1 苹果去核，切成丁；西蓝花切成小块，在开水锅中拌煮至断生，捞出。

2 把西蓝花、苹果倒入榨汁机中榨取果蔬汁；将大米磨成米碎，盛入碗中。

3 奶锅置于旺火上，倒入蔬果汁，放入米碎，拌煮至熟，加入盐，拌匀，装碗即可。

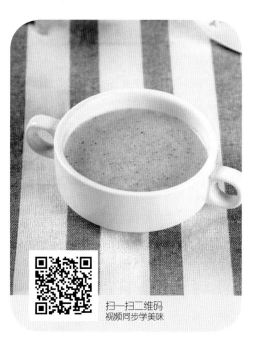

扫一扫二维码
视频同步学美味